Versuche
über die Wirksamkeit
des
Besnardschen Mittels
gegen die
Lustseuche,
welche vom Monat October 1811 bis zum
Monat Julius 1812
im
Königlichen Charité-Krankenhause zu Berlin
angestellt wurden.

Mitgetheilt von den Aerzten des Hauses
C. W. Hufeland und E. Horn.

Berlin,
in Commission der Realschul-Buchhandlung.
1813.

Der Königl. Bayersche Leibarzt, Herr Geheime-Rath *Franz Joseph v. Besnard* gab im vergangenen Jahre 2 kleine Schriften heraus, die erste unter dem Titel: *Ernsthafte auf Erfahrungen gegründete Warnungen an die Freunde der Menschheit gegen den Ge-*

brauch des Quecksilbers, 1. Heft, München 1811; die zweite unter dem Titel: *Analytische Erklärung über Entstehung, Natur und Wirkung des venerischen Giftes*, nebst einer eigenen Heilart, die Quelle der Lustseuche auf eine sichere, bequeme, geschwinde und wohlfeile Art *ohne Quecksilber* zu vertilgen, 2. Heft, München 1811. Diese Schriften haben um so mehr Aufmerksamkeit erregt, da Herr von *Bessnard* seine Erörterungen und Behauptungen durch mehrere officielle Atteste, welche durch die oberste Medizinalbehörde des Königreichs Bayern beglaubigt sind, zu bestätigen suchte.

Aus diesen Nachrichten und Zeugnissen erhellet, daſs derselbe schon im Jahre 1782 mit seiner *Tinctura antisyphilitica*, deren er sich statt des *Merkurs* bediente, in den Spitälern zu Strasburg, und seit 1783 in dem Militärspital zu St. Denis Versuche anstellte, deren Resultate seinen Erwartungen entsprachen. Nach dem Gutachten der Königl. Bayerschen Medizinalsektion in München vom 16ten März 1808, welches der Herr v. *Bessnard* dem ersten Hefte seiner Schrift angehängt hat, sollten sich aus den bisher über die Wirksamkeit der *Tinctura antisyphili-*

tica angestellten Beobachtungen folgende Resultate ergeben:

1) dafs das *Bessnard*sche Mittel ein wahres Mittel der syphilitischen Krankheiten sey;

2) dafs das *Bessnard*sche Mittel in venerischen Krankheiten schon durch Merkur Mifshandelter und Mifsgestalteter ein radikales Mittel sey;

3) dafs das *Bessnard*sche Mittel, die Merkurialmittel, *quocunque demum titulo praeparata*, wenn es von einem erfahrnen und zugleich redlichen Heilkünstler nach Vorschrift und Modifikation angeordnet wird, nicht nur allein für überflüssig, sondern auch für schädlich erklärt;

4) dafs das *Besnard*sche Mittel in der Privatpraxis in kürzerer Zeit heile, als alle Quecksilberpräparate;

5) dafs es radikal, ohne Nachwehen, die Uebel ausreute.

Diese glaubwürdigen Versicherungen veranlafsten uns, über die wahre Wirksamkeit dieses Mittels in der *Abtheilung der venerischen Kranken* des Königl. *Charité-Krankenhauses* eine geraume Zeit Versuche im

Grofsen anzustellen. Mit dem Anfange des Monats October 1811 wurden diese Versuche angefangen, und mit dem Monat Januar 1812 beendigt. In der hiesigen *Königl. Hofapotheke* wurde die *Tinctura antisyphilitica Besnardi* ganz nach der Vorschrift des Herrn Erfinders bereitet *), wie sie in den Königl. Bayerschen Amtsblättern in München im vergangenen Jahre 1811 mitgetheilt wurde.

Wir wählten zu diesen Versuchen Venerische Kranke beiderlei Geschlechts, so wie sie während jenes Zeitraums in unserer Anstalt aufgenommen wurden. Diefs gab uns die beste Gelegenheit, Kranke von allen Formen und Stufen zu diesen Versuchen zu erhalten. Viele litten daher an primären, viele an secundären syphilitischen Uebeln, deren Grade und Dauer wiederum sehr ver-

*) *Compositio. Tinctura antisyphilitica Besnardi.* Recp. Salis tartari depurati Aquae Cinnamomi simplicis ana libr. i, Opii purissimi Unc. ij, Aquae Cinnamomi cum vino Unc. iv, separatim solvantur, dein misceantur invicem et stent in balneo mariae per tres hebdomades saepius agitando — dein colaturae admisceantur Gummi arabici electi Unc. ij, Salis alcali volatilis Unc. i, in Aquae Cinnamomi simplicis Unc. vj solutae. Omnia in se mixta stent in vase bene clauso per aliquot dies in quiete, dein filtrentur et serventur usui.

schieden waren. Nur wenige hatten vorher schon Merkur genommen, die meisten hatten noch nichts angewandt, wie sie in die Anstalt kamen. Ueber alle unsere Kranken, welchen *Besnard*schen Mittel gereicht wurden, wurden genaue Journale geführt, und zugleich wurde dafür gesorgt, dafs sie, aufser den *Besnard*schen Mitteln, keine andere bekämen. Die seltenen Ausnahmen von dieser Regel, die durch Verwickelung der Krankheit oder andere Umstände nöthig wurden, sind besonders angemerkt. In den bei weiten häufigsten Fällen wurde der Gebrauch der *Besnard*schen Mittel, wenn die beabsichtigte Wirkung nicht eintrat, lange genug fortgesetzt, ehe man zu andern übergieng, da frühere Erfahrungen gelehrt haben, dafs die syphilitische Krankheit in der Mehrzahl der Fälle nur langsam weicht, und dafs selbst die Mittel, die man für die kräftigsten hält, erst mehrere Wochen nach dem Gebrauche die beabsichtigte wohlthätige Wirkung hervorbrachten. Aus diesem Grunde wurde die *Tinctura antisyphilitica Besnardi* — 3, 5, 7, 10 Wochen und länger hindurch fortgesetzt, ehe man ihre Anwendung unterliefs, und zu andern Mitteln übergieng.

Wir müssen zugleich bemerken, daſs man das neue Mittel ganz nach der speciellen Vorschrift nehmen lieſs, welche der Erfinder dieses Mittels in seinem kurzen Unterrichte über die Anwedung der *Tinctura antisyphilitica* bei Heilung der venerischen Krankheiten, welche dem zweiten Hefte der oben genannten Schrift angehängt ist, öffentlich bekannt machte. So lieſsen wir bei den gewöhnlichen venerischen Lokalzufällen nach Herrn v. *Besnard's* Vorschrift, täglich 3 mal, jedesmal 24 Tropfen der Tinktur in ein Trinkglas von Eibischwurzel - Aufguſs kalt nehmen. Nach einigen Tagen dieses Gebrauchs, wurde, wenn sich die Zufälle veränderten, täglich nur zweimal und endlich nachdem sie ganz verschwunden, nach einiger Zeit noch einmal davon gegeben. Bei der *Phimose* und *Paraphimose* wurde ganz nach *Besnard*schen Vorschriften das Glied einigemal des Tages in dem nemlichen Aufguſs mit Tropfen versetzt, lauwarm gebadet. War die Vorhaut erschlafft, zurückgezogen, und waren zugleich Geschwüre vorhanden, so wurden solche ebenfalls laulich damit gewaschen, und mit einem Charpiepinsel die antisyphilitischen Tropfen einigemal des Tages topisch applicirt. Auf dieselbe Weise wurden, ganz nach *Besnard*scher Vorschrift, alle Wunden, Geschwüre und Auswüchse, an welchen Theilen des Körpers dieselben sich befinden mochten, an dem Munde, an den Zeugungstheilen, u. s. w. behandelt. In die Bubonen wurden anfänglich einige Tage zweimal von den Tropfen eingerieben, und zugleich dasselbe Mittel innerlich nach der Vorschrift gereicht. Zugleich wurde der Bubo mit einem *Emplastrum Diachylon cum gummat.*, worunter auf ½ Unze ½ Quart spanische Seife gemischt wurde, bedeckt. Bei dem Tripper wurde der innerliche Gebrauch der Tropfen so lange fortgesetzt, bis alle Schmerzen beim Uriniren verschwanden, dann wurde nach *Besnard*scher Vorschrift eine mit *Gummi mimosae* vermischte Alaunauflösung (1 Quent Alaun auf 1 Pfd. destillirtes Wasser, und 4 Unzen *Gummi mimosae*-Schleim), eingespritzt. Wenn derselbe sich darauf nicht stillte, wurde dieser Auflösung 1 Skrupel *Saccharum Saturni* beigemischt. Bei verhärteten und entzündeten Testikeln, welche nach unterdrücktem Tripper entstanden, wurde das genannte Pflaster aufgelegt, und die Tropfen innerlich angewandt. Auch in Hinsicht der *Diät* wurde soviel wie möglich war, nach den Bestimmungen verfahren, welche Herr v. *Besnard* in jener Vorschrift gegeben hat.

Da wir den Gebrauch dieses Mittels ganz nach der Vorschrift des Erfinders lange genug und mit gröfster Sorgfalt, wie die Wichtigkeit der Sache forderte, angewandt haben, auch namentlich fest versichert sind, dafs

1) die *Tinctura antisyphilitica* in der hiesigen Königl. Hofapotheke ganz so bereitet worden ist, wie Herr v. *Besnard* es vorgeschrieben; dafs

2) dieselbe ganz nach unsern Verordnungen pünktlich dargereicht wurde, und dafs

3) während ihres Gebrauchs kein anderes Mittel, kein Merkur oder andere Arznei, welche die Wirkung jenes Mittels hätten aufheben oder modificiren können, gebraucht worden ist; so glauben wir, dafs unsere Versuche die fast an hundert Kranken, von denen 87 in die Journale eingetragen, wiederholt wurden, einige Aufmerksamkeit verdienen, da die eigentliche Aufsicht, unter welcher die in Frage stehende Hospitalkranke standen, ihre Genauigkeit verbürgt.

Wir bedauern, dafs die Resultate dieser

Versuche nicht besonders günstig ausgefallen sind. Bei einer Menge syphilitischer Krankheitsformen blieb der Gebrauch dieses Mittels zwar nicht ohne einige *Wirkung*, aber diese Wirkung reichte nicht hin, eine wirkliche *Heilung* zu Stande zu bringen.

Die Behandlung zog sich in die Länge, da man mit dem Gebrauche dieses Mittels nicht gern zu früh aufhören wollte, aber der Erfolg entsprach den gehegten Erwartungen nicht, die wesentlichen Merkmale der Krankheit dauerten fort, und um dem Uebergang der geringern Krankheit in eine höhere Stufe vorzubeugen, und die wirkliche Heilung endlich herbei zu führen, war man gezwungen, den *Merkur* in Gebrauch zu ziehen.

Oft war dieſs kaum 14 Tage höchstens 3 Wochen geschehen, und schnell verbesserte sich der Zustand, schnell wich jede Spur von venerischen Zufällen, welche früher so hartnäckig erschien. In andern Fällen blieb die *Tinctura antisyphilitica* ohne alle Wirkung. Manche syphilitische Geschwüre, obgleich sie primärer Art waren, behaupteten hartnäckig ihre ursprüngliche Form. Man gab das neue Mittel mehrere

Wochen hindurch fort, aber ein günstiges Resultat dieser Behandlung wurde vergebens erwartet. Man mufste zum Gebrauch des *Merkurs* übergehen, der dann schnell besserte, und, nach Verhältnifs der bisherigen Dauer der Krankheit, bald heilte.

In andern Fällen, besonders dann, wenn die Erscheinungen der *Entzündung*, z. B. bei der *Phimose*, bei der *Paraphimose*, bei den *Bubonen* heftig waren, es mochten nun Tripper, Geschwüre oder Feigwarzen, oder alle 3 Formen zu gleicher Zeit vorhanden seyn, Zustände, in denen nach den bisherigen Erfahrungen die topischen *Antiphlogistica*, erweichende Breiumschläge, warme Fomentationen von Bleiwasser, Blutigel, in die Nähe applicirt, gelinde abführende Mittel, möglichst ruhige und kühle Lage der kranken Theile, als besonders nützlich sich empfehlen, schien der Gebrauch der antisyphilitischen Tinktur, besonders der äufserliche, selbst mit grofser Vorsicht angewandt, merklich zu *schaden*. Die *Entzündungs-Zufälle* vermehrten sich, die Hitze wurde heftiger, meist entsand eine bösartige Eiterung, ein übler Zustand der Geschwüre, und ein so langsamer Gang der Krankheit, wie man ihn dann selten sieht, wenn unter diesen Umständen zum innerlichen Gebrauch des Merkurs und der antiphlogistischen Mittel früh geschritten wird. Am auffallendsten war die Verschlimmerung der Bubonen, wenn die Entzündung bereits heftiger geworden, die Eiterung bereits hie und da sich zu bilden angefangen hatte. Wenn die Kranken bei ihrer Aufnahme in das Krankenhaus schon bis dahin gediehen, so war die Verschlimmerung, welche nach dem Gebrauche der *Besnard*schen Mittel eintrat, um so merklicher, so dafs der dann versuchte Merkurialgebrauch den verschlimmerten Zustand nur sehr langsam besserte.

Solche Kranke, welche nach wiederholten Ansteckungen, und Anfangs versäumter Kur nach und nach in eine allgemeine Lustseuche verfielen, und namentlich an sekundären Geschwüren des Halses, Flechten, Krätze, chronischen Augenentzündungen, Knochenauftreibungen und nächtlichen Knochenschmerzen litten, wurden nach dem fortgesetzten Gebrauche der *Besnard*schen Mittel nicht gebessert.

Kranke dieser Art, die noch nicht Merkur genug bekommen hatten, wurden dann durch eine fortgesetzte *Merkurialkur*, wobei die gleichzeitigen Anomalien des dynamischen Verhaltnisses berücksichtiget wurden, bald in längerer, bald in kürzerer Zeit wieder hergestellt. Zeigten die Kranken aber mehr die Form einer modifizirten Lues, und hatte sich bei zu oft wiederholtem Merkurialgebrauch eine *Merkurial-Cachexie* entwickelt; so zeigte der Gebrauch des *Bessnard*schen Mittels keine erhebliche Wirkung. Um so trefflicher aber bekamen dann die *Eisenmittel*, wenn solche lange fortgesetzt wurden.

Ungeachtet dieser ungünstigen Wirkungen, sind anderer Seits die Fälle nicht zu verkennen, in welchen der Gebrauch der *Besnard*schen Mittel gut bekamen, ja die Heilung entschieden. Wir rechnen hieher einige Fälle von syphilitischer Harnröhren-Entzündung (Tripper), von primären Geschwüren von geringem Umfange, weniger Tiefe und guter Beschaffenheit, frisch entstandene Excoriationen, kleine flache Feigwarzen, und leichte, symptomatisch entstandene, noch wenig entzündete Leistendrüsen-Anschwellungen. So geringe syphilitische Krankheitsformen wie diese, wurden durch den Gebrauch der *Besnard*schen Mittel nicht selten geheilt. Am günstigsten zeigte sich dann die äußerliche Anwendung desselben, und zwar am meisten bei kleinen Feigwarzen, wo das Mittel als *Causticum* besonders nützlich zu werden schien. In mehreren Fällen wurde freilich die Wirkung unterstützt durch den Gebrauch der Scheere, und in andern wurden zwar die Feigwarzen bedeutend kleiner darnach, wollten aber nicht ganz verschwinden, so daſs man *stärkere Caustica*, z. B. den salzsauren Merkur, das salpetersaure Silber, die Sabinasalbe, etc. zu Hülfe nehmen muſste. Diese vortheilhafte Wirkung läſst sich durch seine Schärfe und Causticität erklären, welche bekanutlich sehr bedeutend ist, und dieſs wird dadurch um so wahrscheinlicher, da der innerliche Gebrauch des Mittels allein, ohne gleichzeitige äußerliche Anwendung, die Feigwarzen nicht verbesserte, noch weniger heilte. Vielleicht läſst sich die vortheilhafte Wirkung der mit Althae-Dekokt sehr verdünnten Tinktur bei frischen und gutartigen Geschwüren und Excoriationen von demselben Gesichtspunkte aus betrachten. Diese Formen der Krankheit sind oft so gelinde, daſs sie auch nach andern, gelinde reizenden Mitteln weichen. So könnten wir eine Menge

Fälle ähnlicher Art anführen, in welchen frische, oberflächliche und reine Geschwüre, Excoriationen, Balanitis, durch öfteres Waschen mit warmen Wasser, Seifenwasser, Bleiwasser, Kalkwasser, sehr verdünnte Auflösungen des Aetzsteins allein geheilt wurden. Aufserdem leidet es keinen Zweifel, dafs bei beiden Geschlechtern manche geringe Formen von Wundseyn, topische Entzündungen, Schleimflüsse, selbst Geschwüre an den Geschlechtstheilen, vorkommen, von denen man nicht mit Gewifsheit behaupten kann, dafs sie gleich denen, welche das syphilitische Gepräge deutlich aussprechen, für *syphilitisch* zu halten wären. Diese Betrachtung hat sich uns oft aufgedrängt, wenn wir von dem Gebrauche des *Besnard*schen Mittels hie und da gegen die Regel frappant günstige Wirkungen wahrnahmen.

Die Wichtigkeit der Sache, und unsere Absicht, das ärztliche Publikum in den Stand zu setzen, den Werth des neuen Mittels selbst zu beurtheilen, wird die Mittheilung des kurzen wesentlichen Inhalts aus denen über unsere Kranken und ihre Behandlung geführten Journalen, welche jetzt folgen mögen, rechtfertigen.

Aus-

Ausser diesen sogleich beim Gebrauch aufgezeichneten Fällen, sind während des vergangenen Jahres viele ähnliche Beobachtungen von uns angestellt worden. Es schien uns überflüssig, über alle Protokolle zu führen, da so viele sich ähnlich waren, und da die hier mitgetheilten hinreichend zu sein scheinen, um jedem Unbefangenen und Sachkundigen ein befriedigendes Resultat zu geben.

I.

Zwei und zwanzig Fälle von gemeinen syphilitischen Krankheiten, welche durch den *alleinigen* Gebrauch der *Besnard*schen antisyphilitischen Tinktur geheilt wurden: und

Acht Fälle derselben Krankheiten, zu deren Heilung, ausser der *Besnard*schen antisyphilitischen Tinktur, noch andere Mittel, z. B. stärkere Caustica, das Wegschneiden der Feigwarzen, der Bleizucker beim Tripper, die vor der Kur genommenen Merkurialmittel u. s. w. mehr oder weniger mitwirkten.

1.

H. B., ein 20jähriger Drechslergeselle, wurde den 9ten Octbr, 1811 recipirt. Er behauptete erst am 5ten

October angesteckt zu seyn, und schon am 8ten die ersten Zufälle empfunden zu haben. Bei der Untersuchung fand man einen *Tripper*, *Entzündung* und *Verengerung der Vorhaut*, und ein kleines *Geschwür* an der *Eichel* des Gliedes. Aus der Harnröhrenmündung floſs ein dicker, gelber Schleim, und bei dem öftern Drange zum Harnlassen empfand der Kranke heftige Stiche in diesen Theilen. Vom 10ten October an wurde das *Besnard*sche Mittel innerlich und äuſserlich in Gebrauch gezogen. Nach einigen Tagen klagte der Kranke über Schmerzen der Inguinaldrüsen, welche auch etwas angeschwollen waren. Die Mittel wurden fortgesetzt, und am 18ten October bemerkte man schon eine bedeutende Veränderung der Entzündungsgeschwulst der Vorhaut, so daſs sie stärker zurück gezogen, und die Eichel entblöſst werden konnte. Am 5ten November war der Tripper-Ausfluſs noch unbedeutend, und beim Urinlassen empfand der Kranke keinen Schmerz mehr in der Harnröhre. Die geringen Anschwellungen der Inguinaldrüsen verminderten sich wieder. Am 13ten November bemerkte man eine noch deutlichere Abnahme der Entzündungsgeschwulst der Vorhaut, obgleich noch nicht in dem Grade, daſs die Eichel über dieselbe zurück geschoben werden konnte. Am 19ten November war das Uebel ganz geheilt. Mit Ausgange des Monats konnte der Kranke entlassen werden.

2.

H. P., ein 21jähriger Tagelöhner, wurde den 31sten October in die Anstalt gebracht. Er war vor 2 Monaten angesteckt. Er bekam eine *syphilitische Harnröhren-Entzündung*, welche er ohne alle Mittel sich selbst überliefs. Drei Wochen später, da der Tripper fast aufgehört hatte, entstand in der linken Inguinalgegend eine schmerzhafte Geschwulst, die nach und nach ihm lästiger wurde, und ihn zwang, in unserer Anstalt Hülfe zu suchen. Vor seiner Aufnahme hatte er noch keine Mittel angewandt. Es wurden die *Besnard*schen Tropfen versucht, welche innerlich und äufserlich zugleich gebraucht wurden. Auch wurde von dem von Herrn *Besnard* empfohlenen Pflaster (zusammengesetztes Diachylonpflaster 1 Unze, spanische Seife $\frac{1}{2}$ Quent.) Gebrauch gemacht. Der Tripperausflufs hatte schon seit mehrern Tagen gänzlich aufgehört, und der Bubo, welcher an den meisten Stellen hart, und an einer Stelle vorzüglich erhaben war, schien bald aufkommen zu wollen. Am 4ten Octbr. bemerkte man auf den erhabensten Stellen des Bubo eine kleine Oeffnung, aus welcher ein wenig dünner Eiter flofs, doch war der Umkreis noch bedeutend hart. Um die schon begonnene Eiterung zu befördern, wurden *Cataplasmata emollientia* übergelegt, welches die Eiterung auch so gut beförderte, dafs am 6ten und 7ten ein bedeutender Ausflufs statt fand. Die *Besnard*schen Mittel wurden fleifsig fortgesetzt, doch auch zugleich die Anwendung der warmen Breiumschläge, welche die Eiterung merklich beförderten, und ohne welche die ganze Kur sich bedeutend verzögert haben würde. Bei diesen Mitteln konnte der Kranke am 16ten December für völlig geheilt erklärt werden.

3.

C. K. ein 20jähriger Bäckergesell behauptete zuerst im Monat Junius 1811 angesteckt zu seyn. Er bekam zuerst ein kleines *Geschwür* an der *Eichelkrone*, welches später einen kleinen Theil der Vorhaut ergriff, die dann anschwoll, und bis zur Phymose sich verengerte. Mehrere Wochen später zeigten sich einige *Feigwarzen* am After, und am hintern Theil des Hodensacks, welche jetzt bei der Aufnahme des Kranken nur sehr unbedeutend zu seyn schienen. Da er längere Zeit sich auf der Reise befand, so fehlte ihm bisher die Gelegenheit, sich heilen zu lassen. Am 5ten December wurde das *Besnard*sche Mittel zuerst gebraucht. Die fortgesetzte Anwendung desselben war bei der Kleinheit der Geschwüre und Feigwarzen von guter Wirkung. Einige unbedeutende Excoriationen, am After auf denen neue Feigwarzen entstanden, verzögerten die Kur, doch endlich gelang die Heilung, ohne dafs es nöthig wurde, andere Mittel zu Hülfe zu nehmen. Der Kranke konnte am 14ten Januar 1812 geheilt entlassen werden.

4.

G. W., ein 26jähriger Brauerknecht, wurde den 7ten Januar 1812 in die Anstalt gebracht. Er litt seit einem halben Jahre an *Feigwarzen des Afters*, welche zum Theil die Gröfse eines 4 Groschenstücks angenommen hatten, schmerzhaft, übelriechend und exulcerirt waren. An den Geschlechtstheilen zeigten sich Spuren ehemaliger Infektionen. Es wurden sogleich die *Besnard*schen Mittel angewandt, sowohl innerlich als äufserlich. Das Bepinseln der Feigwarzen mit der *Besnard*schen Tinktur war dem Kranken sehr schmerzhhaft. Der fortgesetzte Gebrauch dieses Mittels, welches hier als Causticum zu wirken schien, war von so guter Wirkung, dafs der Kranke allein dadurch geheilt wurde, obgleich dieses nur sehr langsam gelang. Am 12ten April wurde er geheilt entlassen.

5.

J. S., ein 26jähriges Freudenmädchen, wurde den 1ten Februar 1812 aufgenommen. Sie war schon ofter angesteckt, und hatte schon mehreremale an syphilitischen Geschwüren des Halses und der Geburtstheile gelitten. Jetzt entdeckte man bei der Untersuchung ein *Geschwür* auf der linken Seite der *Mutterscheide* von speckigt unreiner Beschaffenheit, von der Grofse eines Groschens. Die *Besnard*schen Tropfen wurden auf die gewöhnliche Art angewandt, mufsten aber bald wieder ausgesetzt werden, da die Kranke ein Wechselfieber bekam. Da diefs nach einem Brechmittel ganzlich wich, so konnten jene Tropfen schon wieder gebraucht werden. Die fortgesetzte Anwendung desselben bekam auch so gut, dafs das Geschwür immer reiner wurde und bald vernarbte. Nachdem diese Behandlung 7 Wochen hindurch fortgesetzt war, entdeckte man keine Spur des Uebels mehr.

6.

C. S., ein 32jähriger Arbeitsmann, wurde den 15ten Januar aufgenommen, da er an *Feigwarzen* des Afters und der Eichel des Gliedes, und zugleich an einer *Paraphimosis* litt. An der Eichel des Gliedes fand man auch 3 kleine, jedoch nur flache Geschwüre, welche exulzerirte Feigwarzen zu seyn schienen. Die *Besnard*schen Tropfen wurden äufserlich und innerlich gebraucht, wonach die Feigwarzen nach und nach kleiner wurden. Die Entzündung der Vorhaut verminderte sich bald, so wie die excoriirten Stellen nach und nach heilten. Nachdem diese Behandlung 3 Monat hindurch fortgesetzt war, war das Uebel gänzlich entfernt. Zu mehrerer Sicherheit wurde er noch 14 Tage beobachtet. doch kehrte die Krankheit nicht wieder.

7.

A. W., ein 18jähriges Arbeitsmädchen wurde den 13ten Februar 1812, da sie an *Feigwarzen*, *Excoriationen* des Eingangs der Scheide und *Leucorrhoe* litt, recipirt. Sie behauptete vor 2 Monat angesteckt zu seyn, und zuerst am weissen Fluſs gelitten zu haben. Die Feigwarzen sollen erst vor 3 Wochen entstanden seyn. Diese waren von verschiedener Gröſse, wie Linsen, Erbsen, und an mehreren Stellen exulcerirt. Es wurden die *Besnard*schen Mittel angewandt. Die Wirkung dieses Verfahrens war günstig, es blieb jedoch am *Orificio ani* eine exulcerirte Stelle zurück vom speckigem Ansehen, welche dem *Besnard*schen Mittel nicht weichen wollte. Das wiederholte Beizen mit Höllenstein und ein öfters erneuerter Umschlag von der Auflösung des schwefelsauren Zinks bekam desto besser, so daſs sie am 24sten April geheilt entlassen werden konnte.

8.

L. F. ein 27jähriger Brauerknecht, wurde den 12ten Februar 1812 an einer *Inguinaldrüsen-Geschwulst*, welche roth, hart und schmerzhaft war, aufgenommen. Er leugnete die Ansteckung, auch fand man sonst keine Spur derselben. Es wurden auch in diesem Falle die *Besnard*schen Mittel versucht. Da nach dem äusseren Gebrauche desselben dieser Bubo (angenommen, daſs es ein solcher gewesen sey), sich immer mehr entzündete und schmerzhafter wurde, so wurden die gewöhnlichen *Cataplasmata emollientia* übergelegt. Schon nach einigen Tagen entstand Eiterung, bei der Schmerz und Geschwulst sich endigten. Die fortgesetzte Anwendung der erweichenden Umschläge schmolz den Ueberrest der Härte, vermehrte die Eiterung und beförderte die Heilung. Nach einer Behandlung von 7 Wochen war diese zu Stande gekommen. In diesem Falle fragt es sich: war der Kranke wirklich venerisch? und dann, würde die Kur auch ohne jene Umschläge, welche hier so sichtbar gut bekamen, mit dem *Besnard*schen Mittel allein zu Stande gekommen seyn?

9.

D. S., ein 20jähriges Arbeitsmädchen, wurde den 1sten Januar 1812 in die Anstalt gebracht. Bei der Untersuchung entdeckte man eine Menge *kleiner Feigwarzen*, von der Gröfse plattgedrückter Erbsen, welche an der innern Seite der grofsen und kleinen Schaamlefzen und im Mittelfleisch ihren Sitz hatten. Man bemerkte dabei eine geringe Leucorrhoe der Scheide, welche sie aber schon lange vor der Ansteckung gehabt zu haben behauptete. Nachdem die *Besnard*schen Mittel mehrere Wochen hinter einander angewandt waren, wurde eine Besserung des Uebels wahrgenommen. Während dieser Behandlung entstand in der Mitte des Monats März ein kleines Geschwür auf der linken Seite der innern Wange, welches bald wieder verheilte, nachdem es öfters mit der *Besnard*schen Tinktur bepinselt wurde. Am 17ten April konnte sie völlig geheilt entlassen werden.

10.

M. W., ein 26jähriges Freudenmädchen, wurde am 26sten Octbr. 1811 aufgenommen. Sie litt an einem *syphilitischen Geschwüre der Scheide*, welches jedoch sehr klein, flach und nicht sonderlich unrein war. Sie behauptete, noch keinen Merkur vorher genommen zu haben, obgleich es nicht bestimmt ausgemittelt werden konnte. Die *Besnard*schen Mittel wurden angewandt, welche auch in diesem Falle gut bekamen. Bei dem fortgesetzten Gebrauche derselben wurd das kleine Geschwür reiner, und vernarbte sich mit Ausgang Novembers. Am 6ten December war sie geheilt. Sie hatte während der Kur ausser dem genannten Mittel nichts genommen, ausser einer Mischung vom *Infuso Specier. pectoral.* mit dem *liquor. Ammonii anisati;* doch muss bemerkt werden, dass das Geschwüre sehr klein und gutartig war.

11

H. H., ein 20jähriges Dienstmädchen, würde den 9ten October 1811 aufgenommen. Sie behauptete vor 3 Wochen angesteckt zu seyn, und sogleich *Feigwarzen* am *After* bekommen zu haben. Bei der Untersuchung fand man deren 3 von der Grösse eines preussischen Dreierstücks, welche flach und breit waren, und das gewöhnliche syphilitische Ansehen hatten. Nach einem 14tägigen Gebrauche der *Besnard*schen Tropfen verkleinerten sich die Feigwarzen, wurden flacher, und sonderten weniger Feuchtigkeit ab. Bei der Fortsetzung dieser Behandlung nahm die Besserung immer mehr zu, besonders durch den äusserlichen Gebrauch der Tinktur, die auch in diesem Falle als Causticum zu wirken schien.

12.

N. S., ein 17jähriges Arbeitsmädchen, wurde den 2ten October 1811 aufgenommen. Sie glaubte etwa vor

4 Wochen angesteckt zu seyn. Es zeigte sich am Eingange der Scheide *ein kleines Geschwür*, und auf der rechten Seite der Inguinalgegend eine schon in Eiterung übergegangene *Leistendrüsen-Entzündung*. Sie wurde ganz nach *Besnard*scher Vorschrift behandelt.* Im Anfange war die Wirkung dieses Verfahrens nicht günstig, das Ansehen des exulcerirten Bubo verschlimmerte sich merklich, das Geschwür wurde tiefer, und gab eine schmutzige Jauche von sich, es zeigten sich stark aufgeworfene Ränder. Die *Besnard*schen Mittel wurden fortgesetzt, wobei sich auch später, Anfangs November einige Besserung zeigte, obgleich dieselbe sehr langsam zu Stande kam. Nachdem man diese Heilmethode bis zur Mitte des Monats December mit Geduld fortgesetzt hatte, kam endlich die Heilung völlig zu Stande.

13.

G. R., ein 25jähriger Fuhrmann, welcher am 3ten December 1811 recipirt wurde, wurde vor 4 Wochen zum erstenmale angesteckt, die Folge davon war ein *flaches Geschwür* an der *Eichel*, welches jedoch so unbedeutend war, dafs es mehr einer Excoriation glich. Einige Tage später entstand auf der linken Seite ein kleiner Bubo, welcher schnell in Eiterung übergieng, und jetzt ein ziemlich unreines Geschwür darbot. Die *Besnard*schen Mittel wurden innerlich und äufserlich angewandt. Das chankröse Wundseyn verheilte in Kurzem, doch dauerte es länger, bis das Inguinal-Drüsengeschwür sich verbesserte. Am 25sten December bemerkte man indefs schon eine merkliche Verkleinerung des Geschwürs und ein reineres Ansehen desselben. Am 4ten Januar waren diese Fortschritte noch merklicher, doch eine Stelle von der Gröfse einer Erbse wucherte stark, und erschwerte die Vernarbung. Der äufserliche Gebrauch des *salpetersauren Silbers* verbesserte diesen Zustand, und brachte die Heilung in Kurzem zu Stande.

14.

G. S., ein 32jähriger Kutscher, wurde den 5ten Januar aufgenommen. Sein Uebel bestand in mehreren *kleinen* und *flachen Excoriationen*, die an der *Eichelkrone* ihren Sitz hatten. Da er behauptete, dafs sie 4 Wochen nach einem Beischlaf entstanden wären; so mufste man sie für syphilitisch halten, ob ihnen gleich das speckigte Ansehen fehlte, und es zugleich auffiel, dafs sie ungeachtet dieser langen Dauer, obgleich nichts dagegen geschehen war, nicht bösartiger geworden waren. Aufserdem bemerkte man dann und wann, und ohne Ordnung wiederkehrende, sehr geringe Wechselfieber-Anfälle, welche nach einem Brechmittel wichen.

Nach einem 3 Wochen fortgesetzten Gebrauche der *Besnard*schen Mittel heilten jene Excoriationen vollkommen.

15.

J. S., ein 23jähriger Tischlergeselle wurde den 24sten November 1811 in die Anstalt gebracht. Vor 5 Jahren litt er zum erstenmal an einem leichten Tripper und einem Bubo, welche in Kurzem beseitigt wurden. Vor anderthalb Jahren zog er sich durch eine neue Ansteckung, einen andern Bubo zu, welcher innerhalb 4 Wochen geheilt wurde. Vor 8 Wochen entstand nach einer neuen Infection ein *Geschwür der Eichel*, und vor 4 Wochen entstanden auf beiden Seiten neue *Entzün-*

dungen der Leistendrüsen. Er bekam von einem Arzte in der Stadt dagegen mehrere Pulver, und eine graue Salbe, wahrscheinlich Merkurialmittel. In Gefolge ihrer Anwendung zertheilte sich der Bubo der linken Seite bald wieder, dagegen wurde der der rechten Seite gröfser und schmerzhafter. Er wurde mit den *Besnard*schen Mitteln behandelt. Am 2ten December bemerkte man eine deutliche Eiterung und Fluctuation des Bubo, welche einige Tage später aufkam. Da die von selbst entstandene Oeffnung zu klein war, so mufste sie vermittelst der Scheere vergröfsert werden. Nach *Besnard's* Vorschrift wurde das Geschwür mit einer sehr verdünnten *Tinctura antisyphilitica* verbunden. Sehr langsam trat darauf Besserung, und in der Mitte Januars völlige Heilung ein.

16.

R. verwittwete S., eine 28jährige Arbeitsfrau, wurde den 29sten September 1811 in die Anstalt aufgenommen. Ihr Uebel bestand in einem unreinen *Geschwür am Zäpfchen* von speckigtem Ansehen, welches die gewöhnliche syphilitische Form darbot. An andern Stellen des Körpers, namentlich an den Geschlechtstheilen, wurden keine syphilitischen Zufälle wahrgenommen, auch behauptete sie, dafs ihr Mann nie an einer venerischen Krankheit gelitten habe. Es sei möglich, glaubte sie, dafs sie durch einen Efslöffel angesteckt sei, den sie gemeinschaftlich mit einem andern Manne gebraucht habe, welcher an jener Krankheit gelitten haben könne. Die Entstehungsart ihres Geschwürs war deshalb nicht recht klar. In den ersten Tagen ihres Hierseyns bekam sie bittere Mittel, da man fieberhafte Erscheinungen wahrnahm, denen ein unvollständiges Wechselfieber zum Grunde zu liegen schien. Dann wurden die *Besnard*schen Mittel gebraucht, und zwar nach der Vorschrift äufserlich und innerlich zugleich. Der Erfolg dieses Verfahrens wurde günstiger, wie dasselbe länger fortgesetzt war. In der Mitte des Monats November war das Geschwür gänzlich geheilt. Es wurden dessen ungeachtet die *Besnard*schen Mittel fortgesetzt. Der Erfolg war so gut, dafs sie am 16ten December geheilt entlassen wurde.

17.

F. L., ein 30jähriger Gärtner, wurde den 3ten October 1811 an einer syphilitischen *Harnröhrenentzündung* leidend aufgenommen. Er war vor 8 Tagen angesteckt, die Krankheit war einfach, und bisher noch nichts dagegen angewandt. Das *Besnard*sche Mittel wurde innerlich und äufserlich nach der Vorschrift gebraucht. Da die Wirkung während der erstern Wochen der Anwendung nicht günstig war, wurde das Mittel fortgesetzt, und zwar bis zum 3ten December. Die Wirkungen dieses Mittels wurden unterstützt, durch Injektionen einer Alaunauflösung, zu der 1 Quent Alaun, 1 Pfd. destillirtes Wasser, und 4 Unzen Gummi-mimosae-Schleim genommen waren. Da der tripperhafte Ausflufs des häufigen Gebrauchs dieser Mittel ungeachtet sich nicht ganz verlieren wollte, so wurde zu jener Einsprützung nur 1 Skrupel *Plumb. aceticum* gesetzt. Es trat endlich ein günstiger Erfolg ein, so dafs der Kranke am 6ten December geheilt entlassen werden konnte.

18.

J. H., ein 20jähriger Kutscher, wurde den 28sten September 1811 recipirt. Er litt an einer *syphilitischen*

Vorhautsentzündung und *kleinen Geschwüren* des Gliedes, und hatte zugleich die Krätze. Seiner Behauptung nach wurde er vor 3 Wochen angesteckt. Er wurde Anfangs blos äuſserlich behandelt, und zwar mit Fomentationen von lauwarmen Chamillen-Aufguſs, und Injektionen von *Aqua saturnina*. Zur gleichzeitigen Heilung der Krätze muſste er das *Liniment. saponato-sulphuratum* einreiben, und einigemal in der Woche warm baden. Am 5ten October wurde mit dem Gebrauch des *Besnard*schen Mittels der Anfang gemacht, und zwar so, daſs es nach der Vorschrift innerlich und äuſserlich mit dem *Decoct. Rad. Althaeae* angewandt wurde. Am 15ten October war die Entzündung der Vorhaut bedeutend vermindert, so daſs sie über die Eichel geschoben werden konnte. Man entdeckte jetzt unter derselben ein *kleines Geschwür*, welches jedoch nur unbedeutend war. Bei dem fortgesetzten Gebrauche der Mittel wurde er bald geheilt, so daſs er am 25sten October unbedenklich entlassen werden konnte.

19.

H. W., ein 22jähriges Dienstmädchen, wurde den 5ten November 1811 recipirt. Ihr Uebel bestand in *Feigwarzen*, welche an dem vordern Rande der groſsen Schaamlefzen in der Gröſse von Bohnen ihren Sitz hatten, und beständig näſsten. Ein groſser Theil der Oberfläche des Körpers, der Hals und das Gesicht ausgenommen, war mit blauröthlichen, noch ebenen und neben einander stehenden *Flecken* bedeckt, welche öfters jukten und brennten. In der Nähe des Afters zeigten sich auch *Feigwarzen* von der Gröſse einer Erbse. Geschwüre wurden nirgends bemerkt, wohl aber eine

Leucorrhoe der Scheide, die sie aber schon lange gehabt zu haben behauptete. Es wurden die *Besnard*schen Mittel angewandt. Nachdem diese 3 Wochen hindurch fortgesetzt waren, bemerkte man eine auffallende Verkleinerung der Feigwarzen. Auch die Flecken auf der Haut, welche ein flechtenartiges Ansehen hatten, wurden kleiner und blasser, nachdem die *Besnard*sche Tinktur in verdünntem Zustande äufserlich applicirt war. Es war indefs merklich, dafs die Kranke nur sehr langsame Fortschritte der Besserung machte, da ihre Kur bis zum Anfange des Monats Februar dauerte, wo die Feigwarzen zwar verschwunden waren, die venerischen Hautflecken aber, die sich zwar etwas verändert hatten, zum Theil noch fortdauerten.

20.

L. S., ein 26jähriges Freudenmädchen, wurde den 1sten November 1811 aufgenommen. Ihr Uebel bestand in einem *Geschwüre*, welches an der oberen Commissur der Vagina seinen Sitz hatte. Es hatte etwa die Gröfs eines preufsischen Sechsers, von unreinem und speckigtem Ansehen, schmerzhaft, doch sehr flach. Sonst bemerkte man keine andere syphilitische Beschwerde. Es wurden die *Besnard*schen Mittel bei ihr angewandt, deren Wirkung, obgleich sie langsam eintrat, günstig war. Die völlige Heilung trat mit Ausgang des Monats December ein, die man bei der gutartigen Beschaffenheit und unbedeutenden Tiefe des Geschwüres früher erwarten konnte.

21.

C. P., ein 18jähriges Freudenmädchen, wurde den 11ten August 1811 in die Anstalt aufgenommen. Im

Juli d. J. bemerkte sie eine *Anschwellung der Leistendrüsen* der rechten Seite, welche durch das Auflegen von Merkurialpflastern wieder zertheilt wurde. Bald nachher fanden sich kleine *Feigwarzen* ein, welche an der untern Commissur der Vagina ihren Sitz hatten. Ob sie gleich 5 Wochen hindurch den versüfsten Merkur in der gewöhnlichen Form und Gabe gebraucht hatte, so waren doch die Feigwarzen nicht verschwunden. Diese Mittel wurden ausgesetzt, und am 5ten October wurde die *Besnard*sche Heilmethode in Anwendung gebracht, nach welcher namentlich die Feigwarzen vermittelst eines in antisyphilitische Tinktur getauchten Charpiepinsels öfters betupft wurden. Nach 8 Tagen bemerkte man, dafs noch neue Feigwarzen zum Vorschein gekommen waren. Dessen ungeachtet wurde diese Methode thätig fortgesetzt.

Den 16ten Octbr. fand sich eine Gesichtsrose ein, bei welcher die *Besnard*schen Mittel ausgesetzt und *Natrum sulphuricum* bis zur mäfsigen Abführung gegeben wurde. Die Rose verschwand nach dieser Behandlung, sie entstand aber am 3ten November aufs neue, jedoch nicht so vollständig wie zum erstenmale. Die *Besnard*schen Mittel wurden dabei fortgesetzt. Nachdem die Gesichtsrose zum zweitenmal gewichen war, zeigte sie sich am 8ten zum drittenmale wieder, war jedoch von keinem Fieber begleitet. Bei dem fortgesetzten Gebrauche der *Besnard*schen Mittel wichen die Feigwarzen endlich ganz, so dafs die Kranke am 25sten November für völlig geheilt gehalten werden konnte.

22.

L. M., ein 24jähriges Feudenmädchen, wurde den 10ten November 1811 aufgenommen. Man fand bei der Untersuchung ein kleines *Geschwür* an der einen Seite der linken Nymphe, von ziemlich gutem Ansehen, und fast unschmerzhaft. Die Inguinaldrüsen der linken Seite waren ein wenig angeschwollen, übrigens war die Kranke gesund, nach ihrer Behauptung erst vor Kurzem angesteckt, ohne dagegen Mittel in Gebrauch gezogen zu haben. Ein 3 wochentlicher innerlicher und äufserlicher Gebrauch der *Besnard*schen Mittel, welcher äufserlich als Causticum zu wirken schien, heilte diese geringe Krankheit völlig. Am 3ten December wurde sie geheilt entlassen.

23.

M. D., ein 21jahriges Dienstmädchen, wurde den 26sten November 1811 an einigen *kleinen Feigwarzen* an der linken grofsen *Schaamlefze* leidend aufgenommen. Sie waren unschmerzhaft, platt und trocken. Andere syphilitische Zufälle bemerkte man nicht. Es wurden ihr die *Besnard*schen Mittel verordnet, welches den Zweck der Heilung erfüllte, so dafs sie am 30sten December geheilt entlassen werden konnte.

24.

D. K., ein 26jähriges Arbeitsmädchen, kam den 5ten November 1811 in die Anstalt. Bei der Untersuchung fand man an der innern Seite der linken Nymphe ein *kleines, unreines und schmerzhaftes Geschwür*, und einen bedeutenden Schleimabflufs aus der Scheide von einem starken Geruch, welcher mit den Erscheinungen der Röthe, Anschwellung und Schmerz verbunden war.

Da

Da sie zugleich sehr kachectisch war, und an den Folgen eines oft zurückgekehrten Wechselfiebers litt, so bekam sie bittere und gewürzhafte Mittel, die bei fortgesetztem Gebrauche sehr gut bekamen. Gegen das syphilitische wurde das *Besnard*sche Mittel in Gebrauch gezogen, welches nach der bekannten Vorschrift innerlich und äufserlich zugleich gebraucht wurde. Die Wirkungen waren heilsam, und bei dem Fortgebrauch derselben gelang die Kur. Am 20sten December war jede Spur von Geschwür gewichen.

25.

L. K. ein 18jähriges Dienstmädchen, wurde den 17ten Januar 1812 in die Anstalt gebracht. Bei der Untersuchung fand man einige wenige kleine *Feigwarzen*, die ihren Sitz an der Scheide hatten. Eine gleichzeitige Menorrhoe ohne alle Entzündungszufälle, behauptete sie schon lange gehabt zu haben. Andere syphilitische Erscheinungen bemerkte man nicht. Die am meisten hervorstehenden Feigwarzen wurden sogleich vermittelst der Scheere sorgfältig weggenommen, und die wunden Stellen mit der unvermischten *Besnard*schen Tinktur betupft, auch wurde dasselbe Mittel zugleich innerlich gebraucht. Da am 27sten Januar ein neuer Anschufs von *Feigwarzen* bemerkt wurde, so wurden dieselben mit der Scheere zum zweitenmal abgeschnitten, und das übrige Verfahren fortgesetzt.

Die Wirkung war günstig, so dafs sie in der Mitte Februars 1812 von ihrem Uebel befreit war. Es verdient bemerkt zu werden, dafs die Krankheit nur einen sehr geringen Grad hatte, und dafs das Mittel wahrscheinlich als *Causticum* wirkte. Kleine Feigwarzen wie diese, kehren oft zum dritten und viertenmale zurück. Ob diefs auch in diesem Falle geschehen sey, läfst sich nicht leicht beurtheilen, da sie in der Mitte Februars entlassen werden mufste.

26.

S. verehelichte F., eine 27jährige Dienstfrau, wurde den 18ten Januar 1812 in die Anstalt gebracht. Sie befand sich jetzt im 9ten Monat schwanger, und bei näherer Untersuchung fand man einige *kleine Feigwarzen* in der Nähe des *Afters*. Sie leugnete die Ansteckung, wufste aber sonst keine Ursach dieses Uebels anzugeben. Uebrigens war diefs Individuum völlig gesund. Es wurde auch in diesem Falle die *Besnard*sche Tinktur innerlich und äufserlich zugleich versucht. Am 23sten Januar bemerkte man schon eine bedeutende Verkleinerung jener Feigwarzen, doch hatte man zuvor die an Stielen sizzenden mit der Scheere abgeschnitten.

Da sie während des Gebrauchs der *Besnard*schen Tinktur bald wieder heranwuchsen, so wurden sie am 15ten Februar zum zweitenmal, und am 24sten zum drittenmal abgeschnitten. Diefs wirkte so günstig, dafs die Kranke mit Ausgang des Monats Februar entlassen werden konnte. Wahrscheinlich hatte auch in diesem Falle die Tinktur als Causticum gewirkt.

27.

J. R. ein 19jähriges Feudenmädchen, wurde den 6ten Januar 1812 aufgenommen. Sie behauptete erst vor 3 Tagen während des Beischlafs einen Schmerz an den Geschlechtstheilen bemerkt zu haben. Man bemerkte jetzt in der Nähe an der hintern Commissur der Scheide ein *kleines Geschwür* von gutartiger Beschaffenheit und fast schmerzlos, und eher einer Excoriation ähnlich. Ob es wirklich *venerisch* gewesen sey, ist zweifelhaft. Andere syphilitische Zufälle bemerkte man nicht. Bei dem fortgesetzten Gebrauche der *Besnard*schen Mittels besserte sich das Uebel, und näherte sich bei deren Fortgebrauch selbst der Heilung. Es wurde indefs eine Stelle unreiner und schmerzhafter, und wollte sich beim Fortgebrauch der *Besnard*schen Mittel nicht schliefsen. Es mufste deshalb die äufserliche Anwendung des *salpetersauren Silbers* zu Hülfe genommen werden, wodurch der Ueberrest der Krankheit dergestalt gehoben wurde, dafs sie in der Mitte des Monats Februar 1812 entlassen werden konnte.

28.

D. C. ein 18jähriges Dienstmädchen, kam am 7ten Januar 1812 in die Anstalt. Man bemerkte jetzt am Eingange der Scheide der rechten Seite eine *kleine excoriirte Stelle*, und aufserdem zeigten sich am untern Ende der grofsen Schaamlefzen mehrere kleine, und gröfstentheils flache, theils spitze, meistens excoriirte *Feigwarzen*, wovon die gröfsten die Gröfse eines Zweigroschenstücks zeigten. Die *Besnard*schen Mittel besserten diese Krankheit, doch waren die Fortschritte nur langsam. Am 27sten Januar bemerkte man nur noch einige platte, dicht an der Haut sitzende Feigwarzen, die wunde Stelle am Eingange der Scheide hatte sich vernarbt. Da an mehreren Stellen die Conchylomata hartnäckig zurück kehrten, so wurde der äufserliche Gebrauch des *salpetersauren Quecksilbers* zu Hülfe genommen, wodurch der Ueberrest der Krankheit gehoben wurde. Die Kranke konnte im Anfange des Monats März geheilt entlassen werden.

29.

A. S. ein 19jähriges Dienstmädchen, wurde den 4ten Februar 1812 an *Feigwarzen* der grofsen Schaamlippen leidend, in die Anstalt gebracht. Sie behauptete dieses Uebel erst seit 5 Tagen gehabt zu haben. Die Krankheit war gering, die Feigwarzen klein und trocken, von keinen andern Zufällen begleitet. Es wurden ihr die *Besnard*schen Mittel verordnet. Den 23sten Februar bemerkte man eine deutliche Abnahme der Feigwarzen. Am 27sten zeigten sich einige in dem Zustande der Exulceration. Am 16ten März waren sie völlig verschwunden, und am 28sten desselben Monats konnte die Kranke für geheilt erklärt werden.

30.

E. T. ein 28jähriger Schuhmachergeselle, wurde den 28sten Decbr. 1811 in die Anstalt aufgenommen. Er wurde vor 6 Wochen angesteckt, bekam einen *Tripper*, und einige Wochen darauf *Bubonen* an beiden Seiten, welche Uebel mit Merkurial- und Beizmitteln ohne Ordnung und Regel behandelt wurden. Der schlechte Zustand seines Zahnfleisches machte den vorausgegangenen Mifsbrauch des Merkurs noch wahrscheinlicher. Es wurden ihm die *Besnard*schen Mittel verordnet, welche nach der Vorschrift angewandt wurden. Da die Entzündung der Inguinaldrüsen nur gering war, so gelang ihre Zertheilung. Auch der Tripperausflufs minderte sich, und hörte nach und nach ganz auf. Ohne das andere Mittel nöthig geworden wären, konnte er am 28sten März 1812 geheilt entlassen werden.

31.

L. H. ein 21jähriges Arbeitsmädchen, welche seit 4 Wochen an einer syphilitischen Menorrhoe der Scheide und an *chankrösen Excoriationen* dieses Theils, und ungefähr seit 8 Tagen an *Feigwarzen* der Geschlechtstheile und des Afters litt, kam am 20sten Januar 1812 in die Anstalt. Bei der Untersuchung entdeckte man, dafs die *Feigwarzen* die Gröfse und Form platt gedrückter Bohnen hatten, und dafs sie fast alle exulcerirt waren. Aufserdem waren beide *Tonsillen* nicht blos roth und schmerzhaft, sondern auch *exulcerirt* und ihre *Geschwüre* hatten ein speckiges Ansehen. Die *Besnard*schen Mittel wurden sogleich angewandt, und zwar zugleich auch äufserlich gegen die Feigwarzen und gegen die Geschwüre des Halses. Diese Heilmethode wurde an 4 Wochen hindurch fortgesetzt, doch bemerkte man keine wesentliche Besserung, vielmehr hatten die Geschwüre des Halses während dieser Zeit merkliche Fortschritte gemacht. Das Zäpfchen war angegriffen, und man hätte dessen Verlust fürchten müssen, wenn man diese Methode länger fortgesetzt hätte. Jetzt bekam die Kranke zum innerlichen Gebrauch *Sublimat* und zum äufserlichen Gebrauch eine schwache Auflösung des *salpetersauren Merkurs* in Verbindung mit Honig, womit die Geschwüre des Halses oft bepinselt wurden. Bald darauf entstand Salivation, und mit ihr trat die völlige Heilung ein. Zu mehrerer Sicherheit wurde die Kranke noch eine Zeitlang beobachtet, und erst am 19ten Mai 1812 geheilt entlassen.

32.

J.H. ein 18jähriges Arbeitsmädchen, wurde den 1sten Februar 1812 in die Anstalt gebracht. Sie litt an *exulcerirten Feigwarzen*, welche truppweise zusammen standen, die innere Seite der grofsen Schaamlefzen einnahmen, und von der Gröfse einer Erbse waren. Ein bedeutender Schleimflufs der Scheide begleitete die Krankheit; andere Zufälle wurden nicht wahrgenommen. Man schritt sogleich zum Gebrauch der *Besnard*schen Mittel, die man innerlich und äufserlich anwandte. Der Erfolg war jedoch nicht günstig. Man mufste am 2ten März dies Mittel aussetzen, und zum Gebrauche des versüfsten *Merkurs* übergehen, welcher wie gewöhnlich bei ähnlichen Zuständen innerlich und äufserlich zugleich angewandt wurde. Einige Wechselfieberanfälle und epileptische Zufälle, welche oft wiederkehrten, verzögerten die Kur, welche jedoch in der Mitte des Monats Mai 1812 vollkommen erfolgte.

33.

J. H. ein 27jähriger Tischlergeselle, welcher vor 3 Wochen nach einem verdächtigen Beischlaf einen brennenden Schmerz in der Harnröhre beim Urinlassen empfand, bald darauf einen *eiterartigen Ausfluſs* bekam, zu dem sich zugleich einige *kleine Geschwüre* an der *Vorhaut* gesellten, wurde am 12. Febr. 1812 in die Anstalt aufgenommen. Die kleinen Geschwüre der Harnröhre waren weder tief, noch sehr unrein, doch zeigte sich zugleich an der linken Seite ein *Bubo* von der Gröfse eines Taubeneies, welches bereits dem Aufbruch nahe war und in welchem man eine Fluctuation bemerkte. Es wurden sogleich die *Besnard*schen Mittel verordnet; obgleich das Mittel lange fortgesetzt wurde, so entstand doch keine merkliche Besserung. Wie nach mehreren Wochen keine Besseruug eintrat, ein Geschwür am Frenulo weiter um sich griff, und die Eiterung des Bubo jauchig und mifsfarbig wurde, wurden die *Bes-*

*nard*schen Mittel ausgesetzt, und der versüfste *Merkur* bis zum Eintritt des Speichelflusses gereicht. Der exulcerirte Bubo wurde mit rother Pracipitatsalbe verbunden. Der Erfolg war günstig, so dafs der Kranke am 5ten Junius 1812 geheilt entlassen werden konnte.

34.

F. F. ein 20 jähriger Hutmachergesell wurde den 31sten März 1812 aufgenommen. Er wurde schon im Januar angesteckt, und bekam 14 Tage darauf kleine Geschwüre an der Vorhaut. Er bediente sich jetzt der Hülfe eines Arztes, welcher dagegen Pulver, wahrscheinlich Merkurialpulver, verschrieb, und da bald darauf auf der rechten Seite eine Leistendrüsen-Entzündung entstand, mufste er in dieser Gegend Merkurialsalbe einreiben. Durch Pflaster, welche er dann auflegte, wurde die Eiterung des Bubo befördert. Es wurde eine Menge Eiter ausgeleert, und der Kranke schien sich zu bessern. Es blieb jedoch eine harte, schmerzhafte und etwas erhabene Stelle am Bubo zurück. Bei seiner Aufnahme in die Charité bemerkte man noch bedeutende *Excoriationen* an der *Eichel* und an der *Vorhaut*. Es wurden die *Besnard*schen Mittel verordnet, welche innerlich und äufserlich zugleich angewandt wurden. Sie leisteten jedoch in diesem Falle wenig, da der Ueberrest des verhärteten Bubo fortdauerte, und die chankrösen Excoriationen sich nicht schliefsen wollten. Nach 4 Wochen nahmen wir den versüfsten Merkur zu Hülfe, nach dessen fortgesetzten Gebrauche der Kranke am 22sten May 1812 geheilt entlassen werden konnte.

35.

A. K. ein 20 jähriger Tagelöhner, welcher seit einigen Wochen an mehreren kleinen *syphilitischen Geschwüren* an der *Vorhaut* und an der *Eichel* des Gliedes litt, wurde den 21sten März 1812 in die Anstalt aufgenommen. Schon vor seiner Aufnahme nahm er einige Merkurialmittel, jedoch unordentlich und nur auf kurze Zeit. Zugleich bediente er sich zum äufserlichen Gebrauch einer Kupferauflösung, die auch ohne Erfolg blieb. Es wurden ihm sogleich die *Bosnard*schen Mittel verordnet. Ihre Anfangs vortheilhaft scheinende Wirkung bestätigte sich bei längerem Gebrauche nicht, indem besonders die an der Vorhaut sitzenden Geschwüre hartnäckig ihre ursprüngliche Form behaupteten. Gegen Ende des Monats Februar mufsten daher diese Mittel wieder ausgesetzt, und der *Merkur* in Gebrauch gezogen werden.

36.

R. B. verwittwete Z., 53 Jahr alt, wurde den 11ten Januar 1812 aufgenommen. Bei der Untersuchung fand man *Feigwarzen* und *syphilitische Geschwüre* der *Scheide* und des *Afters*. Ihre Regeln waren schon 6 Jahre ausgeblieben. Sie versicherte die höchste Noth habe sie gezwungen, durch nächtliche Ausschweifungen auf den Strafsen ihren Unterhalt kümmerlich zu erwerben, wobei sie auch bald angesteckt wurde. Sie war bereits 5 Wochen krank, und bisher war noch nichts dagegen geschehen. Die Feigwarzen befanden sich sehr zahlreich an den grofsen Schaamlefzen. Einige hatten das Ansehen platter Knöpfe, einige waren excoriirt, andere ganz trocken. Zu beiden Seiten am Eingange der

Scheide zeigten sich mehrere syphilitische Geschwüre von unreiner Oberfläche, von einer mäfsigen Gröfse und Tiefe. Nahe am After befand sich ebenfalls ein Geschwür. Der Hals, so wie die übrigen Theile des Körpers, waren rein. Am 12ten Januar wurde der Gebrauch der *Besnard*schen Mittel nach der Vorschrift angefangen. Der fortgesetzte, besonders der äufserliche Gebrauch derselben schien Anfangs von guter Wirkung zu seyn, doch gelang die Besserung nicht über einen bestimmten Punkt, obgleich diefs Verfahren bis zum 18ten Februar fortgesetzt ward; dann wurde der *versüfste Merkur* gegeben, und zum äufserlichen Gebrauch der *Liquor hydrargyri nitrici* angewandt, nach welchem die Heilung rasche Fortschritte machte. Nach dieser Behandlung konnte die Kranke am 9ten April für geheilt erklärt werden.

37.

B. verehelichte S., eine 30jährige Arbeitsfrau, welche schon seit mehreren Monaten an *syphilitischen Geschwuren* der *Scheide* gelitten hatte, wurde am 21sten Novbr. 1811 in die Anstalt aufgenommen. Die *Besnard*schen Mittel wurden bei ihr versucht. Sie wurden 6 Wochen hindurch fortgesetzt, da aber das speckige und unreine Ansehen der Geschwüre, so wie ihr schmerzhafter und kallöser Zustand fortdauerte, ausgesetzt, und die Kur nach der gewöhnlichen Methode versucht.

38.

M. S. ein 29jähriges Freudenmädchen, die schon öfters angesteckt war, wurde den 6ten Decbr. 1811, da sie aufs neue an *Feigwarzen* der *Geschlechtstheile* litt, in die Anstalt gebracht. Der Grad der Krankheit war bedeutend, auch am Kopfe und im *Gesichte* fanden sich *Ausschläge*, welche mit *Feigwarzen* einige Aehnlichkeit hatten. An mehreren Stellen waren diese Auswüchse Geschwüre geworden, und verbreiteten einen fast unerträglichen Gestank. Es wurden sogleich bei ihrer Aufnahme die *Besnard*schen Mittel gebraucht, welche nach der Vorschrift innerlich und äufserlich angewandt wurden. Obgleich diese Methode bis zum 15ten Febr. fortgesetzt war, so konnte man doch noch keine merkliche Besserung wahrnehmen. Jetzt wurde der *Sublimat* verordnet, und zum Gebrauch der Liquor hydrarg. nitrici. Die Procedur bewirkte in kurzer Zeit eine bedeutende Besserung. Diese nahm noch merklicher zu, nachdem die Kranke zu saliviren anfing, obgleich andere intercurrente Krankheiten die gänzliche Heilung sehr verzögerten.

39.

E. F. ein 16 jahriges Dienstmadchen, wurde den 7ten December 1811 aufgenommen. Sie litt an einem *syphilitischen Bubo*, welchem *kleine Geschwüre* der *Scheide* vorausgegangen seyn mochten, die man aber jetzt nicht mehr bemerkte. Der Bubo war ziemlich hart, schmerzhaft und grofs, andere Merkmale der syphilitischen Krankheit bemerkte man nicht. Nach dem Gebrauche der *Besnard*schen Mittel wurde die Eiterung befördert, weshalb man das gewöhnliche *Cataplasma emolliens* zu Hülfe nehmen mufste. Am 18ten December öffnete sich der Bubo. Am 4ten Januar bemerkte man auf der linken Seite den Anfang einer neuen Inguinaldrüsengeschwulst, und der Zustand der bisher statt gefundenen war nicht gebessert. Am 12ten Januar bemerkte man noch unter und neben dem Bubo der rechten Seite einen zweiten zum Vorschein kommen. Der auf der linken Seite wurde täglich gröfser und härter. Der schon geöffnete liefs keine Besserung wahrnehmen, indem sich seine Ränder umlegten, kallös wurden, und die Nachbarschaft sich verhärtete. Bis zum 20sten Januar wurde die äufserliche und innerliche Behandlung mit dem *Besnard*schen Mittel, jedoch ohne Erfolg fortgesetzt, und da während dieser Zeit sich die Krankheit merklich verschlimmert hatte, wurde diese Methode nicht länger fortgesetzt; die Kranke bekam innerlich *Kalomel*, mufste die warmen Umschläge häufig anwenden, und die geschwürigen Stellen der Bubonen, in welchen sich fistulöse Gänge gebildet hatten, wurden mit dem *Unguento elemi*, und mit dem *Unguento hydrarg. oxydati rubri* verbunden. Andere intercurrente Krankheiten, als Wechselfieber, Rose, u. s. w. verzögerten ihre Kur.

40.

K. S. ein 28jähriges Freudenmädchen, welche den 29sten Januar 1812 in die Anstalt kam, litt an *syphilitischen Geschwüren* der *Scheide*, indem sie bereits zum drittenmale angesteckt war. Die Geschwüre, welche theils die obere, theils die untere Commissur einnahmen, und eine verschiedene Gröfse zeigten, hatten ein spekkiges Ansehen. An den übrigen Theilen ihres Körpers fand man keine syphilitische Krankheitsform. Nachdem dieses Mittel bis zum 8ten März nach der Vorschrift innerlich und äufserlich zu gleicher Zeit gebraucht war, bemerkte man noch keine Spur von Besserung. Sie bekam daher von jetzt an Merkurialmittel, und zwar zuerst den *versüſsten Merkur*, und später, da auch dieses Mittel zu langsam wirkte, den *rothen Präcipitat*, wobei zum äuſserlichen Gebrauch eine schwache *Sublimat*-Solution angewandt wurde, Bei diesem Verfahren ist die Krankheit zwar bedeutend gebessert, doch noch nicht ganz geheilt.

41.

F. S. verehlicht gewesene B. eine 24jährige Frau, litt an *Feigwarzen* der *Geschlechtstheile* und des *Afters*, wie sie am 3en März 1812 aufgenommen wurde. Der ganze Umfang der groſsen Labia war bis zum After mit feuchten und geschwürigen Feigwarzen besetzt, welche zum Theil die Gröſse einer Erbse hatten, sehr dicht neben einander standen, und den ganzen After mit einem Kranze umgaben. Die übrige Haut war rein, und syphilitische Geschwüre fand man weder an den Geschlechtstheilen, noch im Halse. Sie hatte vor ihrer Aufnahme in die Anstalt noch nichts gebraucht, obgleich die schon statt gefundene Dauer der Krankheit nicht zu verkennen war, Es wurden sogleich die *Besnard*schen Mittel angewandt. Nach 12 Tagen entstand ein empfindlicher Halsschmerz, doch bemerkte man bei der Untersuchung weiter nichts, als eine geringe Entzündung der Mandeln und des Zäpfchens. Bei dem fortgesetzten Gebrauch der *Besnard*schen Mittel, welche mit der gröſsten Sorgfalt 6 *Wochen* hindurch angewandt wurden, zeigte sich dennoh kein günstiger Erfolg, die Feigwarzen blieben groſs, geschwürig, und verbreiteten fortdauernd einen sehr üblen Geruch. Man ging deshalb zum Gebrauch des *Sublimats* über, welcher innerlich und äuſserlich zugleich angewandt wurde. Ungeachtet dieses kräftigen Mittels widerstand die Krankheit dennoch eine Reihe von Wochen, indem von Zeit zu Zeit neue Feigwarzen hervorwuchsen, obgleich die Kranke sich häufig die kranke Gegend mit Sublimatwasser auswaschen mufste. In diesem Falle leisteten die *Besnard*schen Tropfen keine Wirkung. Der Sublimat half, aber sehr langsam.

42.

L. S. eine 28jährige Arbeitsfrau, welche den 4ten Januar 1812 in die Anstalt kam, litt an *syphilitischen Geschwüren* und *Feigwarzen* der *Geschlechtstheile* und des *Afters*. Die Feigwarzen hatten eine verschiedene Gröfse und Form, indem einige spitz, andere breit, einige trocken, andere excoriirt waren, sich vom Schaamberge zu beiden Seiten der grofsen Lefzen, bis über den After erstreckten, und einen höchst unangenehmen Geruch verbreiteten. Aufserdem zeigten sich am Eingange der Scheide Geschwüre von bedeutendem Umfange, die ein äufserst unreines und speckiges Ansehen hatten, und tief in die Substanz drangen. Die Krankheit hatte so tiefe Wurzel gefafst, dafs man auf ein bedeutendes Alter derselben schliefsen konnte. Man erfuhr nachher, dafs das Uebel schon 7 Monat gedauert, und dafs bisher noch nichts dagegen angewandt sey.

Nachdem die gröfsten und hervorragendsten Feigwarzen mit der Scheere abgeschnitten waren, wurden der Kranken das *Besnard*sche Mittel zum innerlichen und äufserlichen Gebrauch nach der Vorschrift verordnet. Nachdem diefs 6 Wochen hindurch geschehen war, waren zwar einige Stellen reiner geworden, doch zeigte das Ganze eine so unbedeutende Verbesserung, daſs man Bedenken trug, mit dieser Methode länger fortzufahren. Sie erhielt daher zum innerlichen Gebrauch den *versüſsten Merkur*, und zum äuſserlichen den *Liquor hydrargyri nitrici*, und später das *Acidum Nitricum fumans*, und den *Liquor hydrarg. muriat. corrosivi.* Nach diesem Verfahren besserte sich die Kranke merklich, und 8 Wochen später war sie beinahe, obgleich noch nicht ganz geheilt. Beim Abschluſs dieser Versuche wurde die Kur noch fortgesetzt.

43.

F. J. ein 24jähriges Freudenmädchen, wurde den 14ten Februar 1812, da sie an *syphilitischen Geschwüren der Scheide* litt, in die Anstalt gebracht. Sie war jetzt zum dritten Male angesteckt. Bei ihrer Aufnahme litt sie zugleich an einem Quartanfieber, dessen Paroxysmen seit 14 Tagen verdoppelt waren. Bei genauer Untersuchung fand man 2 Geschwüre am Eingange der Scheide, eins an der linken, das andere an der rechten Seite, ungefähr von der Gröſse eines preuſsischen Groschens. Sie waren zwar beide nur flach, hatten aber ein unreines und speckiges Ansehen. Andere syphilitische Zufälle bemerkte man nicht. Das Wechselfieber wurde mit Chinarinde, aromatischem Pulver und Belladonna behandelt. Gegen die Syphilis wurde das *Besnard*sche Mittel gereicht. Da dasselbe bis zum 1sten April ohne wesentlichen Nutzen fortgesetzt ward, ging man zur Merkurialkur über. Man reichte zuerst den versüſsten *Merkur*, und da es auch hiebei zu langsam ging, und die öftere Wiederkehr des Wechselfiebers die Kur unterbrach, so versuchte man die Frictionen mit Sublimatsalbe, mit welcher später, da das Fieber gewichen, und sie nach dem Gebrauche der salzsauern Eisentinktur gestärkt war, der innerliche Sublimatgebrauch mit Nutzen versucht wurden. Beim Abschlufs dieser Versuche, war die Krankheit zwar noch nicht ganz geheilt, doch so bedeutend gebessert, dafs man ihre völlige Wiedergenesung in Kurzem erwarten konnte.

44.

J. N., ein 24jähriger Knecht, kam den 1sten Oct. 1811 in die Anstalt. Er litt an einem *offenen Bubo* der linken Seite, welcher nach einem kleinen Geschwür der Eichel entstanden war, welches aber jetzt nicht mehr fortdauerte. Die Krankheit war etwa 3 Wochen alt, und die Merkurialmittel waren noch nicht gebraucht. Am 5ten wurden die *Besnard*schen Mittel angefangen, und zwar nach der Vorschrift innerlich und äufserlich. Am 2ten November bemerkte man eine Verschlimmerung der topischen Krankheit. Die Oeffnung des exulcerirten Bubo war zwar nicht grofs, allein ihre Ränder hatten ein bläuliches Ansehen. Nach einigen Tagen erweiterte sich die Oeffnung, doch wurden die Ränder dicker und sehr schmerzhaft. Da man den 8ten das Leistendrüsengeschwür sehr schmerzhaft und die Ränder sehr hart fand, auch ein fieberhafter Zustand sich hinzugesellte, so wurden die *Cataplasmata emollientia* angewandt, die *Besnard*schen Tropfen dabei fortgesetzt. Allein diese Methode blieb ohne Erfolg. Der Zustand des Geschwürs wurde merklich schlimmer, so dafs man am 14ten November die *Besnard*schen Mittel aussetzen und mit der *gewöhnlichen Merkurialkur* (*Kalomel*) vertauschen mufste. Da der Kranke fortdauernd fieberte, so wurden ihm innerlich gelinde excitirende Mittel verordnet, wobei der äufserliche Gebrauch des *Ungti Elemi* mit dem *Oleo Terebinthin.* versetzt, gut bekam. Am 16ten December wurde der Kranke geheilt entlassen.

45.

A. S., ein 28jähriger Husar, hatte seit längerer Zeit *syphilitische exulcerirte Feigwarzen* der *Vorhaut*, des *Hodensacks*, des *Afters* und der *Achselhöhlen*. Nachdem längere Zeit verstrichen war, ohne dafs er zweckmäfsige Arzneimittel dagegen gebraucht hatte, wurde er am 15ten Januar 1812 in die Anstalt aufgenommen. Die Dauer seiner Krankheit schätzte er auf 10 Wochen. Die Feigwarzen waren sehr schmerzhaft und stinkend. In der rechten Achselhöhle fand sich eine Feigwarze von der Gröfse eines Groschens in breiter Basis vor, in der linken fanden sich mehrere kleine trockene Feigwarzen; die Vorhaut war entzündet; im Halse und an den Lippen zeigten sich keine Zufälle. Der Kranke hatte bisher noch keinen Merkur genommen, es wurde ihm von jetzt an das *Besnard*sche Mittel nach der Vorschrift innerlich und äufserlich zugleich gereicht. Am 4ten Febr. zeigte sich noch keine Veränderung, die man als Merkmal einer anfangenden Besserung hätte betrachten können. Die am Ano befindlichen Feigwarzen waren stark exulcerirt, erregten viel Schmerz und gaben einen sehr üblen Geruch von sich. Der innerliche und äufserliche Gebrauch des Mittels wurde fleifsig fortgesetzt. Ungeachtet dieses fortgesetzten Gebrauchs zeigte sich doch keine Besserung, die übelriechende Exulceration der Feigwarzen dauerte fort, und weder in Hinsicht ihres Umfangs, noch ihrer Höhe fand eine Verminderung statt.

Am

Am 20sten Febr. wurde daher dies Mittel ausgesetzt. Der Kranke bekam dafür Morgens und Abends 1 Gran *milden salzsauren Merkur*, und äußerlich wurden die Feigwarzen mit dem *Liquor Hydrargyri nitrici* betupft. Der innerliche Gebrauch des Merkurs erregte schon nach 8 Tagen die Vorläufer des Speichelflusses, wobei die syphilitischen Zufälle bedeutend abnahmen. Die Feigwarzen verkleinerten sich merklich. Der Merkur wurde ausgesetzt, da der Speichelfluß eintrat. Die äusserlichen Merkurialmittel wurden fortgesetzt, und der Speichelfluß durch wiederholte Brechmittel gehoben. Die Heilung der syphilitischen Zufälle schritt mit jeder Woche merklich vor, und am 26sten März zeigte sich von den Feigwarzen keine Spur mehr. Da der Kranke zugleich an Krätze litt, so mußte er zu deren Beseitigung noch länger in der Anstalt bleiben. Die Kur dieser Krankheit dauerte bis zum 24sten April, und während dieser Zeit überzeugte man sich, daß die Syphilis durch jene Methode gründlich geheilt war.

46.

G. J. wurde den 23sten Januar 1812 in die Anstalt aufgenommen. Er litt an einer *syphilitischen Harnröhrenentzündung* mit den gewöhnlichen Zufällen, und behauptete erst vor kurzem angesteckt zu seyn. Er hatte schon im vorigen Jahre syphilitische Krankheiten, von denen er aber gründlich geheilt wurde. Jetzt wurden ihm die *Besnard*schen Tropfen innerlich und äußerlich nach der bekannten Vorschrift verordnet. Der Erfolg war aber keinesweges erwünscht, da die Erscheinungen der Entzündung und des Tripperausflusses fortdauerten. Diese Mittel wurden 6 Wochen hindurch ohne Erfolg angewandt, und nun ausgesetzt. Da die Krankheit einfach war, wurde ihm kein Merkur gegeben, und nur allein eine Auflösung des *schwefelsauern Zinks* einigemal des Tages eingespritzt. Gegen die Mitte des Monats April bemerkte man keine Spur von Tripper mehr, weshalb er nun aus der Anstalt entlassen wurde.

47.

H. W., ein 40jähriger Bedienter, wurde am 14ten Sept. 1811 in die Anstalt gebracht. Er war mehreremale angesteckt, auch von mehrern Aerzten behandelt, und hatte längere Zeit hindurch verschiedene Merkurial-Präparate gebraucht. Während der letztern Monate bekam er an verschiedenen Stellen der Oberfläche einen *herpetischn Ausschlag*, welcher ein *syphilitisches* Ansehen hatte. Im Halse war seit längerer Zeit ein *bösartiges Geschwür* entstanden, welches einen grofsen Theil des weichen Gaumens und der Tonsillen einnahm, ein schmutzig speckartiges Ansehen zeigte, und nach den versuchsweise dargereichten Merkurialmitteln sich zu verschlimmern schien. Das Zahnfleisch war lose und blutete leicht, die Zähne waren an ihren Wurzeln sehr entblöfst. Anfangs Monat März 1812 wurden ihm die *Besnard*schen Mittel verordnet, welche innerlich und äufserlich zugleich nach der Vorschrift angewandt wurden. Sie wurden 4 Wochen hindurch fortgesetzt, jedoch ohne Erfolg. Das Geschwür blieb eben so unrein, als es Anfangs gewesen war, und eben so wenig verminderte sich der herpetische Ausschlag. Hierauf wurden ihm die *Eisenmittel* gereicht. Innerlich bekam er 3mal täglich 30 bis 40 Tropfen salzsaure Eisentinktur, welche auch in Verbindung mit Honig zum Bepinseln des Halsgeschwürs gebraucht wurde. Da die Besserung nur langsame Schritte machte, so wurde später eine Auflösung von schwefelsaurem Eisen in destillirtem Wasser und zwar 1 Quart zu 3 Unzen zum äufserlichen Gebrauch und öfteren Betupfen des Halsgeschwürs angewandt. Dieses Heilverfahren zeigte die beste Wirkung. Am 28sten April war das Halsgeschwür völlig verschwunden. Der Kranke empfand beim Schlucken und Reden nicht die mindeste Schmerzen; nach der genauesten Untersuchung fand man die Vernarbung des Geschwürs durchaus vollendet. Dieser gute Zustand dauerte ununterbrochen fort, die Flechten waren verschwunden, und der Kranke konnte in der Mitte des Monats Mai für geheilt erklärt werden.

48.

F. K., ein 37jähriger Bauer, wurde am 12ten Febr. 1812 in die Anstalt aufgenommen. Schon vor 8 Monaten bekam der Kranke ohne weitere Lokalzufälle eine Leistendrüsen-Entzündung der rechten Seite, welche in Eiterung übergegangen war. Er wandte sich an einen Pfuscher, welcher dieses syphilitische Drüsengeschwür 3 Monat hindurch blos *äufserlich* behandelte. Da diese Behandlung ohne Erfolg blieb, nahm er Merkurialmittel, wobei der Bubo zwar heilte, dagegen aber eine Art Steifigkeit, Reifsen und Schmerz fast in allen Gliedern zurück blieben. Zu diesem Uebel gesellten sich endlich noch nächtliche Knochenschmerzen, Knochenauftreibungen, und ein kachektischer Zustand des ganzen Körpers.

In diesem üblen Zustande befand sich der Kranke, wie er bei uns ankam. Nur mit den gröfsten Beschwerden konnte der Kranke an Krücken gehen. Die Claviculae, die Ossa Brachii und die Tibiae waren an mehrern Stellen bedeutend aufgetrieben, der Kranke hatte heftige Knochenschmerzen während der Nacht, welche in der Regel schon am Nachmittage anfingen, und erst gegen 3 Uhr Morgens nachliefsen. Der Kranke sah sehr bleich aus, war äufserst abgezehrt, fühlte sich sehr matt, hatte alle Efslust verlohren, war fast immer durstig, und zeigte eine grofse Neigung zu Schweifsen. Der Kranke klagte zugleich über heftige Schmerzen in der Nasengegend, es war indefs die Oberfläche derselben nicht entzündet, und der Abgang aus der Nase nicht verdächtig. Die Zeichen des schleichenden Fiebers fehlten nicht.

Diesem Kranken wurden die *Besnard*schen Mittel verordnet, welche innerlich in Verbindung mit Altheedekokt angewandt wurden. Die Schmerzen wurden dabei immer heftiger, so dafs man Opiate zu Hülfe nehmen mufste. Die *Besnard*schen Mittel wurden 1 Monat hindurch, jedoch ohne allen Erfolg, gereicht, und die heftige Zunahme der Knochenschmerzen mit den fortdauernden Erscheinungen einer entschiedenen Hektik, bestimmten uns dies Mittel auszusetzen, und die Kräuter- und Dampfbäder, kleine Gaben von *Sublimat* und *Opium* gebrauchen zu lassen. In die schmerzhaftesten Knochenstellen wurde die graue Quecksilbersalbe mit Seifenliniment und Ammonium eingerieben. Nachdem diese Behandlung mehrere Wochen fortgesetzt, und der Kranke dabei auf eine nahrhafte Diät gesetzt war, zeigten sich die ersten Spuren der *Salivation*, und der Kranke erschien ungemein gebessert. Die Arzneimittel wurden ausgesetzt, mit den Dampfbädern fortgefahren, und die Wirkung war so günstig, daſs der Kranke seinen Züstand nicht genug rühmen konnte. So schritt die Besserung von Woche zu Woche vor, und um die Mitte des Monats Mai befand sich der Kranke so gut, daſs man ihn für geheilt erklären konnte. Er hatte ein gesundes Ansehen bekommen, er fieberte nicht mehr, er aſs mit Appetit, er hatte gar keine Knochenschmerzen mehr, er schlief ruhig, er schwitzte nicht mehr. Kurz die angewandte Heilart hatte hier treffliche Dienste geleistet.

49.

H. M., eine 22jährige Spinnerin, wurde den 6ten Januar 1812 in die Anstalt gebracht. Sie litt an *Feigwarzen* der *Vagina* und des *Afters*, und an *syphilitischen Geschwüren im Halse*. Sie war bisher gesund, auch ihrer Versicherung nach noch nie angesteckt gewesen. Sie behauptete, erst vor Kurzem angesteckt worden zu seyn. Bei der Untersuchung fanden wir eine ungeheure Menge Feigwarzen von sehr verschiedener Form und Gröſse, welche sich von den Geschlechtstheilen bis zu dem After erstreckten. Die Labia majora waren entzündet und schmerzhaft. Im Halse zeigten sich bedeutende Geschwüre von speckigtem Ansehen, jedoch nur oberflächlich. Merkur hatte sie noch nicht gebraucht. Am 7ten wurde mit dem innerlichen und äuſserlichen Gebrauch der *Besnard*schen Mittel der Anfang gemacht, und zwar mit der Bestimmung, daſs die gröſseren und breiteren Feigwarzen täglich zweimal mit der antisyphilitischen Tinktur betupft wurden. Die Geschwüre im Halse machten der Kranken viele Schmersen, und die exulcerirten Feigwarzen zeigten den specifik unangenehmen Geruch, den man gewöhnlich an ihnen wahrnimmt. Am 18ten Januar glaubte man überall einige Besserung wahrzunehmen, weshalb die angefangene Methode fleifsig fortgesetzt wurde. Die Feigwarzen erschienen kleiner und reiner, die Labia majora waren zwar noch hart und dick, aber nicht schmerzhaft, selbst der Geruch der Feigwarzen hatte sich verbessert. Aber diese Besserung schritt nicht vor, obgleich das neue Mittel nach der Vorschrift ununterbrochen fortgesetzt wurde. Da dieser üble Zustand 3 Wochen hindurch ohne die mindeste Besserung fortgedauert hatte, so wurde der Gebrauch der *Besnard*schen Mittel ausgesetzt, und der Merkur nach der bekannten Vorschrift angewandt. Zum innerlichen Gebrauch bekam sie Morgens und Abends 1 Gran *mildes salzsaures Quecksilber* mit Süfsholzpulver. Die Geschwüre des Halses wurden mit *Oxymel aeruginis* und Honig gepinselt, auch zugleich ein Gurgelwasser in Gebrauch gezogen, welches aus 8 Unzen Kamillenabsud und 1 *Unc. Liq. Hydrarg. muriat. corros.* bestand. Die Feigwarzen des grofsen Schaamläppgen und des Afters wurden zweimal des Tages mit salpetersaurem Quecksilber betupft. Diese Methode wurde fortgesetzt, da ihre Wirkungen offenbar günstig waren, und wie am 3. März die ersten Zeichen des Speichelflusses sich eingestellt hatten, waren die Zufälle des Halses und der Geschlechtstheile fast ganz geheilt. Nachdem diese Mittel einige Tage ausgesetzt waren, wurde der eingetretene Speichelflufs vermindert, aber aufs Neue angefangen, da jene Erscheinungen gänzlich gewichen waren. So wurde bei dem Fortgebrauch der Merkurialmittel die Kranke völlig geheilt. Am 3ten April konnte die Kranke geheilt entlassen werden.

50.

M. F., eine 44jährige Aufwärterin, wurde den 8ten December 1811 in die Anstalt gebracht. Bei der Untersuchung fanden wir den Eingang der *Scheide* auf beiden Seiten mit *grofsen Geschwüren* bedeckt. Diese Geschwüre zeigten harte, hervorstechende Ränder, hatten ein speckiges Ansehen, und waren mit einem rothen Saume umgeben, und eine ziemlich weifse Jauche von einem sehr üblen Geruch flofs aus der Scheide. Ihrem eignen Geständnisse nach, dauerte die Krankheit schon mehrere Wochen aber man erfuhr, dafs sie schon ein Mal vor einem Jahre angesteckt worden sey.

Da die Kranke sonst gesund, und bisher noch keinen Merkur angewandt hatte, konnten hier die *Besnard*schen antisyphilitischen Tropfen versucht werden, welche auch vom 8ten December an innerlich und äufserlich nach der Vorschrift angewandt wurden.

Da am 3ten Januar die Kranke sich schwach und angegriffen fühlte, und ein blasses Ansehen hatte, so wurde ein *Decoctum Caryophyllatae* und die *Tinct. aromatico-acida* gereicht wobei die *Besnard*schen Mittel ununterbrochen fortgesetzt wurde. Einige Tage später entstand am Fufse eine Rose, welche nach dem Gebrauche warmer Kräuter-Umschläge und gleichzeitig angewandten Brechmittel wich. Die *Besnard*schen Mittel wurden dabei ununterbrochen fortgesetzt. Da man aber am 10ten Februar noch keine Besserung des bisherigen üblen Zustandes der Geschwüre entdecken konnte, so wurden die *Besnard*schen Mittel ganz ausgesetzt, und statt derselben zum innerlichen Gebrauch *salzsauer ätzender Merkur* gereicht. und die Geschwüre mit *Ungt. hydrarg. oxyd. rubr.* verbunden. Nachdem dieses Verfahren fortgesetzt wurde, zeigten sich schon Anfangs März die ersten Vorläufer des Speichelflusses, und mit ihnen alle Merkmale einer entschiedenen Besserung. Die meisten Zufälle wurden in Kurzem beseitigt; da aber an der untern Kommissur ein kleines Geschwür sehr hartnäkkig ein speckiges Ansehen behauptete, so wurden zu dessen Reinigung stärkere Caustica, z. B. das glühende Eisen mit gröfster Vorsicht angewandt, und zu zwei verschiedenen Malen versucht, und der Erfolg dieses Verfahrens war ausgezeichnet günstig. Gegen Ende des Monats April zeigte sich keine Spur von syphilitischem Uebel mehr, so dafs die Kranke Anfangs Mai gesund entlassen werden konnte.

51.

W. H. eine 19 jährige Stickerin, wurde am 1sten October 1811 in die Anstalt aufgenommen. Sie war von kleinem schwächlichen Körperbau, blasser Gesichtsfarbe, hatte jedoch lange keine Krankheiten gehabt. Sie behauptete, jetzt zum erstenmal angesteckt zu seyn, auch bemerkte man keine Narben von ehemaligen syphilitischen Zufällen. Am Eingang der Scheide zeigte sich ein *Geschwür* von bedeutender Gröfse, von spekkigter Oberfläche und rothem Saume, welches bedeutende Schmerzen erregte. Das Uebel war erst seit Kurzem entstanden, und noch kein Merkur gebraucht. Am 6ten Oktober wurde die *Besnard*sche Kurart angefangen. Es wurden ihr innerlich 3 mal des Tages 24

Tropfen der antisyphilitischen Tinktur gereicht, das Geschwür mit der genannten Tinktur vermittelst eines Charpiepinsels betupft und sodann mit einem Pflaster bedeckt, welches aus einer Unze *Empl. Diachyl. cum gummatib.* und ½ Quent. *Sapon. hispan.* bestand. Nachdem dieses Verfahren fortgesetzt wurde, klagte die Kranke am 16ten über eine ziemlich starke Anschwellung der rechten Seite der Leistendrüse, welche jedoch nicht entzündet war. Diese Geschwulst wurde während des Fortgebrauchs der *Besnard*schen Mittel gröfser und schmerzhafter, zeigte sich bald als ein vollständiger Bubo, welcher sich am 14ten Novbr. von selbst öffnete und eine Menge blutigen Eiter ergofs. Bei dem Fortgebrauche jener Mittel wurde das Geschwür, in welches der Bubo übergegangen war, fistulös, und der Eiter desselben mifsfarbig, der Umfang äufserst hart, weshalb die gewöhnlichen Mittel, warme Umschläge, Dilatation der Oeffnungen, und die Applikation eines Stückchen Prefsschwamms nothwendig wurde. Man hoffte durch den Fortgebrauch der *Besnard*schen Mittel zum Zweck zu kommen; aber der Erfolg lehrte, dafs diese Hoffnungen getäuscht wurden. Da wir nun am 9ten Februar merkten, dafs die unschmerzhafte Geschwulst der rechten Leistendrüse sich immer gleich blieb, und dafs aus der kleinen Oeffnung derselben beständig eine üble Jauche ausflofs, so wurde der Gebrauch dieser Mittel ausgesetzt, und die gewöhnliche *Merkurialkur* angefangen, und von jetzt an Morgens und Abends 1 Gran salzsaurer versüfster Merkur in Verbindung mit Süfsholzpulver angewandt, auch äufserlich zum Verband des vereiterten Bubo rother Präcipitat und erweichende Umschläge gebraucht. Diese Mittel waren von guter Wirkung, so schwer es auch hielt, die beim Gebrauch der *Besnard*schen antisyphilitischen Tinktur entstandene Verhärtung des Bubo vollständig zu erweichen und in Eiterung zu setzen. Die Quecksilbermittel wurden bis zum 18ten März fortgesetzt, an welchem Tage eine Salivation eintrat. Hiebei machte die Kur grofse Fortschritte, so dafs man mit Ausgang des Monats März eine völlige Heilung wahrnehmen konnte.

52.

F. K., ein 22jähriges Dienstmädchen, wurde den 10ten Januar 1812 aufgenommen. Bei der Untersuchung entdeckten wir, dafs sie an beiden Seiten der Leistengegenden bedeutend *grofse, starke Bubonen* habe. Sie fluktuirten merklich und waren dem Aufbruche nahe. Sie fürchtete von einem Mann angesteckt zu seyn, welcher dieselbe Krankheit gehabt habe. Geschwüre und Feigwarzen wurden Anfangs nicht bemerkt, doch gab die Kranke zu, dafs diese Geschwülste schon seit 4 Wochen statt gefunden hätten. Die *Besnard*schen Mittel wurden auf die gewöhnliche Art angewandt, und nachdem sie 12 Tage fortgesetzt wurden, auch die Bubonen mit warmen Kräuterumschlägen bedeckt wurden, bemerkte man am After einige *kleine, spitze Feigwarzen,* welche vermittelst der Scheere abgeschnitten, und mit reiner Tinktur oft betupft wurden. Die Bubonen hatten sich zwar geöffnet, gaben aber ein schlechtes wäfsrigtes Eiter und blieben hart und unempfindlich im Umfange. Am 27sten Januar fand man den nämlichen Zustand. Die *Besnard*schen Mittel wurden fortgesetzt, und den Kräuter- Breyumschlägen reizende Stoffe zugesetzt. Am 3ten Februar merkte man noch den nämlichen Zustand, zumal der linke Bubo erschien noch immer groſs und hart, hatte jetzt 3 Oeffnungen, aus denen eine jauchigte Materie floſs. Am 9ten muſste man dilatiren, da sich hohle Gänge gebildet hatten. Am 15ten bemerkte man mehrere kleine, spitzige Feigwarzen an dem untern Theile der groſsen Schaamlefzen, welche mit der Scheere abgeschnitten und mit der *Besnard*schen antisyphilitischen Tinktur betupft wurden. Da man am 19ten den Zustand noch immer eben so übel, wie bisher, fand, und noch immer neue Feigwarzen zum Vorschein kamen, so wurden die *Besnard*schen Mittel ausgesetzt, und an deren Stelle der *versüſste Merkur* auf die gewöhnliche Weise gebraucht. Das Leistendrüsengeschwür wurden mit der rothen Präcipitatsalbe verbunden, und mit einem erweichenden Kräuterbrey bedeckt und die Feigwarzen einigemal des Tages mit Sublimatwasser gewaschen. Einige Tage später wurde noch die Myrrhentinktur zum äuſserlichen Gebrauche zu Hülfe genommen. Am 2ten März stellten sich die Zeichen des Speichelflusses ein, und einige Tage später kam derselbe vollständig zu Stande. Der Erfolg dieses Verfahrens war entschieden günstig. Nachdem der Speichelfluſs bis zum 16ten April fortgedauert hatte, war die Krankheit völlig gehoben,

53.

F. T., ein 21 jähriges Freudenmädchen von gesundem Körperbau und guter Constitution, regelmäſsig menstruirt, hatte schon mehreremale venerische Lokalkrankheiten, namentlich Geschwüre und Feigwarzen der Scheide und des Afters gehabt, von denen sie durch

Merkurialmittel geheilt wurde. Während ihrer letzten Anwesenheit in der Charité dauerte die Kur derselben 13 Wochen, und der Erfolg zeigte, daſs ihre Heilung völlig gelungen war.

Am 5ten Januar 1812 wurde sie aufs neue in die Anstalt aufgenommen, und jetzt zeigte sich bei genauer Untersuchung, daſs sie an einem neuen *syphilitischen Geschwür* leide, welches mehr an der obern Commissur der Mutterscheide seinen Sitz hatte. Sein Umfang war beträchtlich, der Grund unrein und speckigt, mit kleinen Wärzchen versehen, jedoch nicht tief, mit mäſsig hervorstehenden Rändern, welche eine hohe Röthe zeigten. Sie behauptete, daſs sie dieses Geschwür vor 8 Tagen durch eine neue Ansteckung bekommen, und daſs sie darin Anfangs ein lästiges Jucken, dann späterhin ein heftiges Brennen empfunden habe. Merkurialmittel waren noch nicht angewandt, auch sonst noch nichts in Gebrauch gezogen.

Die Kranke wurde ganz nach *Besnard*scher Vorschrift behandelt. Nach einigen Tagen zeigte das Geschwür eine üblere Form. Es hatte sich nach dem Umfange etwas vergröſsert, und war zugleich ein wenig tiefer geworden, das Ansehen war unreiner und speckiger, als vorher. Nachdem diese Behandlung 9 Wochen fortgesetzt war, schien die Krankheit sich etwas zu bessern, doch waren diese Fortschritte noch sehr unbedeutend. Nach dem Eintritt der Menstruation, welche am 6ten Februar eintrat, wurde das Geschwür wieder viel unreiner, und diese Verschlimmerung nahm bis zum 12ten dergestalt zu, daſs wir uns veranlaſst sahen, die *Besnard*schen Mittel ganz auszusetzen, und die gewöhnlichen *Merkurialmittel* in Gebrauch zu ziehen. Von jetzt an bekam sie alle Morgen ein Gran versüßsten salzsauren Merkur, das Geschwür wurde mit rother Präcipitatsalbe verbunden, auch öfters mit einem schwachen Sublimatwasser ausgewaschen. Nachdem diese Behandlung 14 Tage fortgesetzt war, war das Geschwür völlig rein und beinahe vernarbt. Die Mittel wurden fortgesetzt, und der Erfolg war so günstig, daſs die Kranke am 16ten März geheilt entlassen werden konnte. In diesem Falle traten keine wirkliche Vorboten des Speichelflusses ein, anch war hier die *Verschlimmerung* nach dem Gebrauche der *Besnard*schen Mittel merklich.

54.

F. Z., ein 48jähriger Arbeitsmann, wurde den 11ten Febr. 1812 in die Anstalt gebracht. Bei der Untersuchung fand man auſser mehreren Narben an der Eichel des Gliedes eine bedeutende *Entzündung der Harnröhre* und *Excoriation der Eichel*, wobei letztere merklich entzündet war. Seiner Aussage zufolge hatte die Krankheit schon 3 Wochen gedauert, und Arzneimittel waren bisher von ihm noch nicht versucht. Es wurden die *Besnard*schen Tropfen bei ihm angewandt. Am 16ten Februar bemerkte man, daſs einige Bläschen an der Eichel zum Vorschein gekommen waren, und daſs die Excoriation fortdauerte. Die Eichel war bedeutend entzündet, und der Schleimausfluſs aus der Harnröhre blieb bedeutend. Nach der Vorschrift muſste der Kranke das Glied in einem Altheedekokt fleiſsig baden, welchem die *Besnard*schen Tropfen nach der Vorschrift zugesetzt waren.

Da man gegen Ende des Monats noch keine Besserung, vielmehr Verschlimmerung und Excoriationen fand, so wurden die *Besnard*schen Mittel ausgesetzt, und der Kranke bekam Morgens und Abends einen Gran *Kalomel*, und zum Bähen des Gliedes und Einspritzen unter die Vorhaut wurde ein *Sublimatwasser* angewandt, welches in einer Unze einen Gran ätzenden salzsauren Merkur enthielt. Zur Entfernung der Harnröhrenentzündung wurde eine Auflösung des *schwefelsauern Zinks* eingespritzt. In der Mitte des Monats März trat ein starker Speichelfluſs ein, der nach Aussetzung des Merkurs sich bald wieder legte. Bei dem Fortgebrauche jener Mittel gelang die Kur völlig, so daſs der Kranke am 31sten März für geheilt erklärt werden konnte.

55.

C. F., ein 22jähriger Seidenwirkergeselle, wurde im Anfange des Monats Januar 1812 angesteckt. Einige Wochen nach dem verdächtigen Beischlafe zeigten sich einige kleine Bläschen an der Vorhaut, welche gleichfalls bedeutend anschwoll, und wenige Tage darauf eine *vollkommene Paraphimosis* bildete. Der Kranke achtete sein Uebel nicht und suchte keine Hülfe. Die Entzündungsgeschwulst nahm bedeutend zu, die Schmerzen wurden heftig, und so lieſs er sich endlich am 29sten Februar in die Anstalt aufnehmen. Es wurden die *Besnard*schen Mittel bei ihm versucht, welche er nach der Vorschrift innerlich und äuſserlich anwenden sollte. Der Zustand wurde dadurch nicht merklich geändert. Da aber nach einem 3wöchentlichen Gebrauch ein *neues syphilitisches Geschwür* an der Vorhaut entstanden war, welches ein speckiges Ansehen hatte und sich vergröſserte, so wurden jene Mittel ausgesetzt, und die gewöhnliche Merkurialmethode angefangen, bei welcher Morgens und Abends 1 Gran *Kalomel* innerlich gereicht, und das Geschwür mit *rother Präzipitatsalbe* verbunden wurde. Die Vorhautsgeschwulst wurde mit Eichenrinden-Abkochung und Alaun fomentirt. Die Wirkungen dieses Verfahrens waren vortheilhaft. Um die Mitte des Monats April entstanden die ersten Vorläufer des Speichelflusses, wobei die Besserung bedeutend vorrückte. Von jetzt an wurden alle Mittel ausgesetzt, und Ende Aprils war die Heilung vollendet.

56.

M. K., ein 25jähriges Dienstmädchen, wurde den 31sten Decbr. 1811 mit *syphilitischen Geschwüren* der *Vulva* und *Feigwarzen* des *Afters* recipirt. Da die Krankheit erst vor Kurzem entstanden, und weder Merkur, noch andere Mittel angewandt waren, so glaubte man, daſs die Kranke zu den Versuchen mit den *Bernard*schen Mitteln sich qualificiren würde. Nachdem diese Mittel 3 Wochen hindurch fortgesetzt waren, bemerkte man einige Besserung; die Geschwüre wurden ein wenig reiner, und die Feigwarzen etwas flacher. Jedoch vom 23sten Januar an bemerkte man keine Fortschritte der Besserung mehr. Dessen ungeachtet wurden die Mittel fortgesetzt, und zwar bis zum 19ten Februar, wo sie gänzlich ausgesetzt wurden, da man von jetzt an gar keine Besserung mehr wahrnahm. Jetzt wurde der *versüſste Merkur* Morgens und Abends zu einem Gran gereicht, und die Feigwarzen wurden mit dem *salpetersauren Quecksilberliquor* einigemal des Tages betupft. Die Anwendung dieser Mittel war vortheilhaft, die Geschwüre reinigten und verkleinerten sich, die Feigwarzen wurden flacher, trockener, und verloren ihren bösartigen Geruch. Gegen die Mitte des März zeigten sich die ersten Vorläufer der Salivation, weshalb der innerliche Merkurialgebrauch ausgesetzt wurde. Die Ueberreste der kleinen Geschwüre, welche ein unreines Ansehen behielten, wurden mit dem salpetersauren Silber betupft, und erschienen darnach fortdaurend rein. Die Besserung war andaurend, so daſs die Kranke am 1sten März für völlig geheilt erklärt werden konnte.

57.

A. S. ein 26jähriger Seidenwirkergeselle wurde am 17ten Februar 1812 an einer *syphilitischen Harnröhrenentzündung* leidend aufgenommen. Seine Krankheit hatte erst 8 Tage gedauert, und vorher hatte er sich wohl befunden. Die Mündung der Harnröhre war stark entzündet, der Kranke hatte heftige Schmerzen beim Urinlassen, und der Ausfluſs aus derselben war beträchtlich. Es wurden ihm die *Besnard*schen Mittel verordnet, welche nach der Vorschrift gereicht wurden. Nachdem sie 10 Tage angewandt waren, bemerkte man noch keine wesentliche Veränderung die Schmerzen waren heftig, der Schleimfluſs derselbe. Die Mittel wurden fleiſsig fortgesetzt, aber die Zufälle nahmen nicht ab, vielmehr entstand zugleich eine Balanitis, weshalb am 21sten März die *Besnard*schen Mittel ausgesetzt und statt derselben eine Auflösung des *schwefelsauren Zinks* zur Einspritzung und Bähung angewandt wurde. Die Wirkungen dieser neuen Verordnung waren günstig, die Entzündung mäſsigte sich hierauf, die Geschwulst der Vorhaut verschwand wieder, und der Tripper hörte

nach

nach und nach auf zu fliefsen, nachdem man die Auflösung des schwefelsauren Zinks etwas verstärkt hatte. Am 10ten April war der Kranke geheilt.

58.

D. M. ein 30jähriger Arbeitsmann bekam vor 4 Wochen eine *syphilitische Harnröhrenentzündung mit Vorhautsverengerung*, nachdem er 8 Tage früher der Ansteckung sich ausgesetzt hatte. Bei seiner Aufnahme, am 19ten Ianuar 1812 empfand er ein starkes Brennen beim Urinlassen, die Harnröhrenmündung war merklich entzündet und der Schleimabflufs beträchtlich. Die Vorhaut war roth und entzündet, mäfsig geschwollen, jedoch nicht über die Eichel zu bringen. Da der Kranke noch keinen Merkur genommen hatte, so wurden die *Besnard*schen Tropfen bei ihm versucht. Am 8ten Februar hatte die Entzündung der Vorhaut sich vermindert, doch waren die Zufälle des Trippers dieselben. Bei dem Fortgebrauche der Mittel und öftern Bähungen hatte sich die Entzündungsgeschwulst der Vorhaut am 22sten Februar bis zu dem Grade verlohren, dafs die Vorhaut über die Eichel geschoben werden konnte, und nun zeigten sich an der Eichelkrone einige kleine, jedoch nicht übel aussehende *Geschwüre*. Der innerliche und äufserliche Gebrauch der *Besnard*schen Mittel wurde nach der bekannten Vorschrift fortgesetzt, aber von jetzt an bemerkte man keine merkliche Besserung mehr, und da derselbe üble Zustand bis zum 9ten März ununterbrochen fortdauerte, so wurden diese Mittel nun ausgesetzt, und dafür Morgens und Abends ein Gran *Kalomel* verordnet. Da die Reinigung der kleinen Geschwüre der Eichelkrone nicht bald erfolgen wollte, so wurde zugleich ein sehr *verdünntes Sublimatwasser* zur äusserlichen Behandlung angewandt. Am 24sten März stellten sich die ersten Vorboten des Speichelflusses ein, und von jetzt an ging alles merklich besser. Der innerliche Gebrauch des Merkurs wurde ausgesetzt, der äussere fortgesetzt, auch die Geschwüre bei dem Hartbleiben ihrer Ränder einige Tage mit rother Präcipitatsalbe verbunden, und am 10ten April war die Heilung vollendet.

59.

C. T., ein 23jähriges Freudenmädchen wurde den 3ten Januar 1812 aufgenommen. Sie war schon zu 3 verschiedenen malen venerisch gewesen, hatte schon syphilitische Geschwüre und Bubonen gehabt, jetzt zeigten sich am Eingange der Scheide zu beiden Seiten *mehrere syphilitische Geschwüre* von bedeutender Tiefe, speckigem Ansehen, und ungleichen, aufgeworfenen Rändern. Die Kranke hatte noch keinen Merkur genommen, und es wurden sogleich die *Besnard*schen Tropfen nach der vorgeschriebenen Art gereicht. Der Erfolg dieses Verfahrens schien Anfangs günstig zu seyn, da das Ansehen der Geschwüre reiner wurde. Am 24sten war diese Besserung noch merklicher, weshalb mit der Behandlung thätig fortgefahren wurde. Von jetzt an machte aber die Besserung keine Fortschritte, die Kranke bekam nächtliche Knochenschmerzen, und an den obern Extremitäten bemerkte man eine Knochenauftreibung. Die Kranke magerte ab, und fieberte am Abend. Am 27sten wurde die *Besnard*sche Tinktur ausgesetzt, da das syphilitische Geschwür noch fortdauernd eine ungünstige Form behauptete. Die Kranke bekam jetzt

Kalomel mit Opium zum innerlichen Gebrauch, und die schmerzhaften Knochenstellen wurden mit einer Salbe gerieben, welche aus 3 Theilen *Ungt. rorismar.* und aus 1 Theile *Ungt. hydrarg. ciner.* bestand. Wie am 11ten März die ersten Zufälle der Salivation eintraten, wurden die Merkurialpulver ausgesetzt. Jetzt befand sich die Kranke in dem Grade besser, daſs man auf ihre baldige Entlassung denken konnte. Nur eine ganz kleine Stelle eines Geschwürs wollte sich noch nicht schlieſsen, dies geschah aber gleich, da dieselbe mit Höllenstein betupft wurde. Am 12ten April befand sich die Kranke vollkommen wohl.

60.

J. D., ein 35jähriger verabschiedeter Soldat, wurde den 16ten März 1812 in die Anstalt gebracht. Er war schon mehrere male angesteckt, und wahrscheinlich unvollständig geheilt. Bei der letzten Ansteckung suchte er sein Uebel zu verbergen, und durch selbst gewählte Mittel sich zu helfen. Bei seiner Aufnahme in die Anstalt fand man *Feigwarzen* des Penis, *Geschwüre* der Beine, und *dunkelrothe Flecke* mit schillernder Oberfläche auf der Brust, auf dem Leibe, und an den Beinen, auch fand man an den Geschlechtstheilen Narben ehemaliger Geschwüre. Vor seiner Aufnahme in die Charité hatte er von einem andern Arzte schon Merkurialmittel bekommen, da er aber wegen seiner dürftigen Umstände die Kur nicht fortsetzen konnte, so suchte er jetzt in unserer Anstalt Hülfe. Die *Besnard*schen Mittel, welche bei ihm versucht wurden, besserten sein Uebel nicht, ob man gleich sie 4 Wochen hindurch fortsetzte. Um so trefflicher bekam ihm der innerliche und äufserliche Gebrauch des *Sublimats*, wobei man zugleich ein *Decoctum specierum lignorum* mit dem *Cortice pruni padi* versetzt, als Tisane trinken liefs. Bei dieser Behandlung wurde der Kranke um die Mitte des Monats Juni 1812 geheilt entlassen.

61.

W. S., ein 27jähriger Schlächterknecht, kam am 22sten Februar 1812 an einem *offenen syphilitischen Bubo* der rechten Seite und *Feigwarzen* der *Axillarhöhle* in die Anstalt. Er war schon einmal voriges Jahr angesteckt, wo er an Tripper und Hodengeschwulst litt, aber durch den innerlichen und äufserlichen Gebrauch des Merkurs völlig geheilt wurde. Seit dieser Zeit befand er sich wohl, wurde aber gleich nach Neujahr dieses Jahres aufs neue angesteckt. Es entstanden bald darauf heftige Schmerzen in der Inguinalgegend, und gleich darauf bildete sich ein Bubo aus. Auf den Rath eines Arztes, den er zu Hülfe zog, wandte er warme Breyumschläge an, und nahm einige Merkurialpulver. Der Bubo wurde weich, öffnete sich, und eiterte sehr stark. Aber die Kur wurde unterbrochen, er war genöthigt eine Fufsreise zu machen, und während dieser Zeit wurde der Bubo im Umfange sehr hart, schmerzhaft und stark entzündet. Bei der Aufnahme dieses Kranken bemerkte man die geöffnete Stelle mit luxurirendem Zellgewebe überfüllt, jedoch war keine Eiterung mehr vorhanden. Aufser diesem Uebel bemerkte man in den beiden Achselhöhlen mehrere breite, erhabene und nässende Condylomata. Andere Beschwerden wurden nicht wahrgenommen. Diesem Kranken wurde die *Besnard*sche Tinktur verordnet, und nachdem das luxurirende Zellgewebe in der Leistendrüsenbeule durch salpetersaures Silber weggeschaft war, innerlich und äusserlich abwechselnd mit warmen Breyumschlägen behandelt.

Nachdem diese Mittel fleifsig fortgesetzt waren, bemerkte man am 11ten März noch immer keine vortheilhafte Veränderung, denn der Bubo blieb in seiner Umgebung und an den Gränzen der Oeffnung sehr hart. Die Breyumschläge und der Gebrauch der *Besnard*schen Mittel wurde daher noch täglich fortgesetzt. Am 18ten März bemerkte man, dafs die Härte ein wenig abgenommen, und dafs sich hie und da eine Fluctuation eingefunden hatte. Am 25sten öffneten sich diese Stellen, und aus denselben flofs eine blutige Jauche aus. An andern Stellen war der Bubo noch sehr hart. Die Feigwarzen waren nach dem äufserlichen Gebrauche der *Besnard*schen Tinktur verschwunden. Da man aber nach einem 5wöchentlichen Gebrauche die Beschaffenheit des Bubo immer noch so übel fand, und da derselbe eben so hart wie schmerzhaft blieb, so wurden diese Mittel Anfangs April ausgesetzt, und dafür *versüfster Merkur* verordnet. Zugleich bediente man sich jetzt der Mischung des Bilsenkrautes, des Schirlings, und der Kamillenblumen zur Bereitung der Catapalsmata. Bei dem fortgesetzten Gebrauche des Merkurs traten am 12ten April die ersten Zufälle des anfangenden Speichelflusses ein, weshalb der Merkur ausgesetzt werden mufste. Es wurde jedoch dieses Mittel am 21sten aufs Neue gegeben, da jene Zufälle völlig verschwunden waren. Ausserdem liefs man ein Liniment in den Bubo und dessen Nachbarschaft einreiben, welches aus Quecksilbersalbe, kaustischem Ammonium-Liquor und Campher bestand. Bei dieser Behandlung besserte sich der Bubo merklich; er schmerzte weniger, wurde weicher, und der Eiter nahm eine bessere Beschaffenheit an. Bei dem Fortgebrauche dieser Mittel nahm die Besserung merklich zu. Die Ränder der Oeffnung legten sich an, und bildeten an den meisten Stellen eine feste Narbe. Die Feigwarzen kamen nicht wieder, der Kranke konnte am 16ten Mai entlassen werden.

62.

J. S., ein 19jähriges Freudenmädchen, wurde am 11ten April 1812 an *syphilitischen Feigwarzen* der *Vulva* und des *Afters* leidend aufgenommen. Bei ihrer Aufnahme waren beide *Labia majora vulvae* mit einer zahllosen Menge von Feigwarzen bedeckt, die sich bis zum After erstreckten, und solchen umgaben. Geschwüre bemerkte man nicht, doch waren die Feigwarzen an mehreren Stellen nässend. Es wurden die *Besnard*schen Tropfen verordnet, welche innerlich und äufserlich nach der Vorschrift angewandt wurden. Anfangs schien diese Methode nichts zu leisten, doch bemerkte man bis gegen den 12ten Mai, dafs sich mehrere Feigwarzen hie und da etwas verkleinert hatten. Am 20sten Mai war die Besserung nicht merklich, vielmehr bemerkte man an einigen Stellen neue Feigwarzen hervorkommen. Da man am 22sten die Krankheit noch verschlimmert fand, und da die *Besnard*schen Mittel an 5½ Wochen ohne Erfolg angewandt waren, so wurden sie ausgesetzt, und statt derselben der *salzsaure ätzende Merkur* in flüssiger Gestalt nach der gewöhnlichen Vorschrift innerlich gereicht. Aeufserlich wurden die Feigwarzen mit dem *Liquor hydrargyri nitrici* betüpft. Diese Methode bekam um so besser, die Feigwarzen verschwanden von Tage zu Tage, und am 15ten Juni 1812 war die Kranke völlig geheilt.

63.

C. H., ein 29jähriges Dienstmädchen wurde am 23sten October 1811 aufgenommen. Sie hatte schon häufige Krankheiten gehabt, z. B. Nervenfieber, nach dem sie lange schwächlich blieb. Sie war mehreremale venerisch angesteckt, doch immer, obgleich nach langwierigen Kuren, wieder geheilt. Da sie ihre ausschweifende Lebensart fortsetzte, entstanden zu Anfange Octobers 1811 mehrere Geschwüre am Munde und an den Lippen, welche ein syphilitisches Ansehen hatten; es entstanden nächtliche Knochenschmerzen, Auftreibungen der Knochen an mehreren Gegenden, Geschwüre im Gesicht, auf den Armen und Schenkeln, und zu gleicher Zeit gesellte sich ein starker Schleimausflufs aus der Scheide hinzu. Man mufste dieses Uebel für den Anfang einer *Lues universalis* halten, und glaubte den Fall geeignet zum Versuche der *Besnard*schen Mittel. Am 27sten October wurden sie zuerst in Gebrauch gezogen, und auf die gewöhnliche Art innerlich und äufserlich zu gleicher Zeit angewandt. Nachdem einige Wochen verstrichen waren, bemerkte man hie und da eine kleine Besserung der Geschwüre, einige heilten, aber dafür brachen andere wieder auf. Obgleich dieses Verfahren noch länger fortgesetzt wurde, gelang die Heilung dennoch nicht. Das Uebel zog sich in die Länge, und machte den Gebrauch des *Sublimats* in Verbindung mit bittern Mitteln, Bädern u. s. w. nothwendig. Später fanden sich Wurmzufälle ein, und Stücke von Bandwurm gingen von ihr ab. Später verfiel sie in ein Wechselfieber, Blennorrhoe der Lungen u. s. w., weshalb sie erst am 2ten Juni 1812 geheilt entlassen werden konnte.

FSC
www.fsc.org
MIX
Papier | Fördert gute Waldnutzung
FSC® C083411

Zeitfracht Medien GmbH
Ferdinand-Jühlke-Straße 7
99095 Erfurt, Deutschland
produktsicherheit@kolibri360.de